Die Hildegard von Bingen Gesundheitsfibel

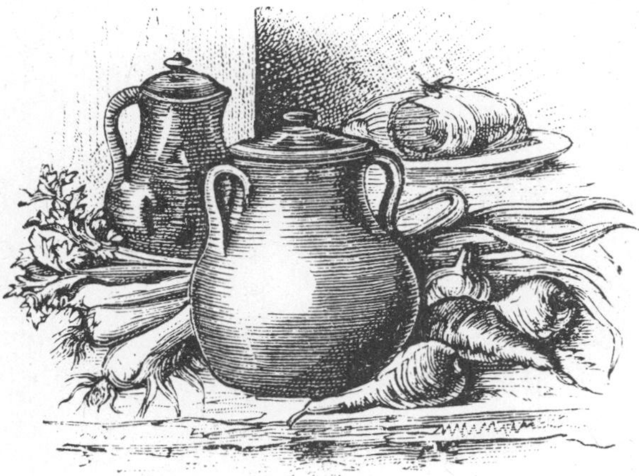

tandem.VERLAG
print line

Fehlende oder uneinheitliche Mengenangaben zu Rezepten beruhen in der Regel auf der Übernahme dieser Rezepte aus Originalwerken der Hildegard von Bingen. Genaue Mengenangaben waren zu dieser Zeit nicht üblich.
Redaktion

Die Hildegard von Bingen Gesundheitsfibel

Einbandgestaltung: Marlies Müller
Layout & Satz: Derek Gotzen und Christoph Eiden für NOVA Libra medien, Köln

Gesamtherstellung: Tandem Verlag GmbH, Potsdam

ISBN 978-3-8427-0441-1

Inhalt

Vorwort

Hildegard von Bingen – die heilige Hildegard – war keine gewöhnliche Frau. Intensiv beobachtete sie die Erscheinungen und Vorgänge um sich herum und versenkte sich in die Geheimnisse ihrer Umwelt, um Gott, den Ursprung allen Lebens, zu finden. Dies tat sie in einer Zeit, in der das öffentliche Wirken einer Frau als höchst unschicklich galt und nicht gern gesehen war. Hildegard war überzeugt davon, dass Gott sich in jeden Heilungsprozess einschaltet. In ihrer Heilkunde weist sie ausdrücklich auf den Zusammenhang zwischen Körper, Geist und Seele hin. Ohne Zweifel war sie eine der bedeutendsten deutschen Mystikerinnen des Mittelalters.

Einführung

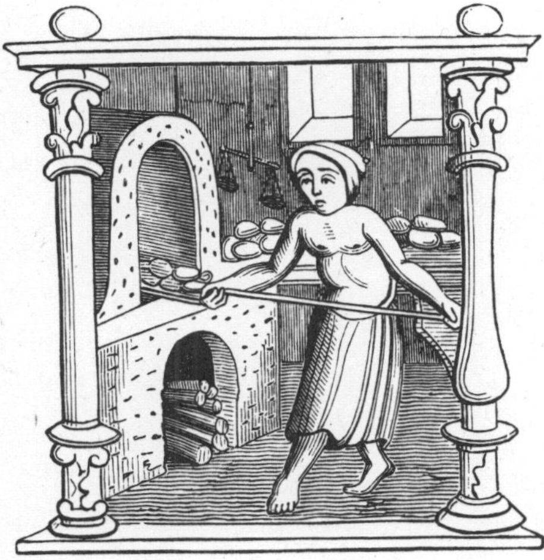

Hildegard wurde im Sommer 1098 als zehntes Kind des Edelfreien Hildebert von Bermersheim und seiner Frau Mechthild geboren und entstammt somit einem alten, angesehenen Adelsgeschlecht aus der Nähe von Alzey in Rheinhessen. Das zarte, kränkliche Mädchen hatte einen sehr hellen Verstand und offenbarte schon früh seherische Fähigkeiten. Bereits mit drei Jahren hatte sie ihre erste Vision, und bis zum fünften Lebensjahr sah sie manches, das sie – wie kleine Kinder nun einmal so sind – fröhlich ausplauderte. Sie wunderte sich über die seltsame Reaktion der Erwachsenen. Einmal soll sie sogar die Fellmarkierungen eines ungeborenen Kälbchens ganz genau vorausgesagt haben. Mit anderen Kindern hatte die kleine Hildegard nie viel im Sinn, meistens saß sie still und in sich selbst versunken einfach nur da.

Im Alter von acht Jahren wurde die sensible Hildegard in das nahe Bingen gelegene Kloster Disibodenberg geschickt. Dort hatte Jutta von Sponheim, die Tochter eines befreundeten Adelsgeschlechts, gerade eine Frauenklause eingerichtet, in die sie Mädchen zur Ausbildung aufnahm.

Im Lauf der Zeit schlossen sich weitere junge, adelige Frauen der Klause an, sodass immer neue Zellen angebaut werden mussten. Irgendwann zwischen ihrem 14. und 17. Lebensjahr entschied sich Hildegard, ihr Leben endgültig Gott zu weihen: Sie legte das Ordensgelübde ab und wurde zur Benediktinernonne. Für das Dasein als Klausnerin entschied sie sich trotz ihrer Hingabe zu ihrer Meisterin Jutta von Sponheim jedoch nicht. Wie schon als kleines Kind, so wurde Hildegard auch als Erwachsene ständig von der einen oder anderen Krankheit geplagt. Sie ertrug aber alles klaglos, denn in ihren Augen war es der Preis für ihre Visionen, die sie nach wie vor hatte. In ihren Augen waren die Visionen eine Art »göttliches Licht«, das sich immer wieder über sie ergoss und für das sie überaus dankbar war. Als etwas Besonderes empfand sie sich selbst deshalb aber nicht – auch wenn alle anderen sie aus der Ferne mit Ehrfurcht betrachteten.

Im Jahr 1136 starb Jutta von Sponheim, und Hildegard wurde von ihren Mitschwestern zur neuen Meisterin der Nonnen des Klosters Disibodenberg

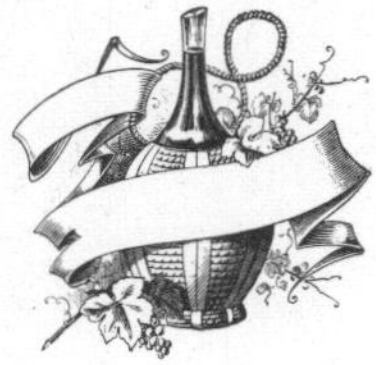

gewählt – ein Amt, das sie viele Jahre lang innehaben sollte. Knapp fünf Jahre nach diesem Ereignis geschah etwas, das Hildegards ganzes weiteres Leben vollkommen verändern sollte. In einer Vision befahl Gott ihr, ihre weiteren Visionen zukünftig niederzuschreiben. Der Druck, ihre mystischen Erkenntnisse zu veröffentlichen, machte Hildegard regelrecht krank. Da sie sich dem Befehl Gottes nicht widersetzen konnte und wollte, machte sie sich trotzdem gemeinsam mit ihrer Lieblingsnonne Richardis, die inzwischen so etwas wie Hildegards rechte Hand geworden war, sowie ihrem hochgebildeten ehemaligen Lehrmeister Volmar daran, ihr erstes großes Werk, *Scivias* (»Wisse die Wege«), zu verfassen.

Einige Jahre später gründete Hildegard ihr erstes eigenes Kloster, und zwar auf dem Rupertsberg, einem Hügel gegenüber der Stadt Bingen.

Mit der Gründung des zweiten Klosters einige Zeit später war Hildegards Werk auf Erden aber noch nicht vollendet. In einer erneuten Vision erhielt sie von Gott den Auftrag, auszuziehen und sein Wort zu verbreiten. Zwischen Mitte der 1150er-Jahre und 1170 unternahm sie vier Predigtreisen, die sie entlang des Rheins, des Mains und der Mosel führten. Dann wurde es stiller um Hildegard, und am 17. September 1179 starb sie 81-jährig in ihrem Kloster Rupertsberg. Nach ihrem Tod wurde Rupertsberg zu einer Pilgerstätte, die unzählige Gläubige anzog. Dass Hildegard eine Heilige war, stand für ihre Mitmenschen außer Frage; ihr offizieller Heiligsprechungsprozess wurde im Jahr 1233 von Papst Gregor IX. eingeleitet, jedoch nie vollendet.

Die Lehren der heiligen Hildegard von Bingen schlummerten nahezu 800 Jahre lang im Verborgenen, bis vor knapp einem Jahrhundert das letzte verbliebene handschriftliche Exemplar ihres Lehrbuchs *Causae et Curae* in der Königlichen Bibliothek zu Kopenhagen wiederentdeckt wurde. Dieses Buch wurde zusammen mit dem Werk *Physica* schließlich zur Grundlage einer neuen ganzheitlichen Heilkunde – der Hildegard-Medizin –, die der österreichische Arzt Dr. Gottfried Hertzka gemeinsam mit dem Heilpraktiker Dr. Wighard Strehlow in den 1970er-Jahren ins Leben rief.

Die Hildegard-Medizin basiert auf fünf Säulen für eine gesunde Lebensführung:

1. Kräuterheilkunde

Heilkraft umgibt uns. Nach Hildegards Ansicht sind heilende Kräfte überall in der Natur zu finden, man muss nur wissen, wo man sucht. Außer in den bekannten und beliebten Heilpflanzen haben auch viele Produkte tierischen Ursprungs und Mineralien heilende Eigenschaften.

2. Ernährungslehre

Maß halten. Nach Hildegards Weltsicht war eine maßvolle, ausgewogene Ernährung ein ausgesprochen wichtiger Stützpfeiler eines gesunden Lebens. Eine besondere Bedeutung maß Hildegard dabei dem Dinkel zu, der sich heute wieder zunehmend großer Beliebtheit erfreut.

3. Ausleitungsverfahren

Ablass des Schlechten. Ausleitungsverfahren wie Aderlass und Schröpfen sind gemäß der Hildegard-Medizin wichtige Behandlungsmethoden zur inneren

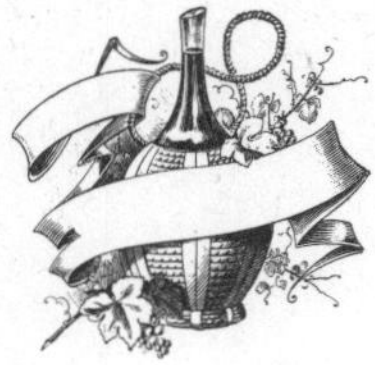

Reinigung des Organismus. Große Bedeutung wird in diesem Rahmen auch dem Fasten zugeschrieben, das für Hildegard zusätzlich eine religiöse Komponente mit sich bringt.

4. Regeneration des Organismus

Leben im Rhythmus. Hildegard von Bingen war der Ansicht, dass das Leben einem gewissen Rhythmus aus Aktivität und Ruhe folgen sollte. Dieser Rhythmus sollte jedoch nicht von außen vorgeschrieben, sondern könne nur von jedem Menschen persönlich festgelegt werden.

5. Seelische Reinigung: der Geist im Einklang mit dem Körper

Eine tugendhafte Lebensführung trug für Hildegard ungemein zu einem gesunden, erfüllten Leben bei. Sie stellte daher 35 so genannte Tugend-Laster-Paare auf, die einander ausgleichen. Der Mensch sollte lernen, die Laster nach und nach abzubauen und stattdessen die Tugenden zu fördern. Dazu waren ihrer Ansicht nach Gebet, Meditation und Musik hilfreich.

Oft wird im Rahmen einer Behandlung nach Hildegard von Bingen auch mit der Edelsteintherapie gearbeitet. Da die Behandlungsmethoden insgesamt zwangsläufig dem Denken und Handeln des Mittelalters entsprechen, gelten sie heute oft als medizinisch überholt. Trotzdem sind die enormen medizinischen Kenntnisse Hildegards nicht von der Hand zu weisen.

Geschickt verband sie das Wissen über Krankheiten und ihre Behandlung aus der lateinisch-griechischen Tradition mit der Volksmedizin und ihren Kenntnissen über Heilpflanzen und deren Wirkungen. Zur Hildegards Lebzeiten gab es in Deutschland kein Medizinstudium im wissenschaftlichen Sinn. Wer krank wurde, ging entweder zur örtlichen Kräuterfrau oder, wenn man es sich leisten konnte, zum Klostermediziner oder einem der unzähligen Wunderheiler. In den Augen vieler Menschen gilt Hildegard von Bingen heute als »erste deutsche Ärztin«.

Hildegards Gesundheitslehre ist ein System, das man heute als ganzheitliche Medizin betrachten würde. Die Grundlage ist ihr ganzheitliches Weltbild, demzufolge ein Mensch dann krank wird, wenn er nicht mehr mit Gott und seiner Umwelt im Einklang lebt. Mit dieser Ansicht steht sie heute nicht mehr allein da, denn man findet sie in vielen der aktuellen Naturheilverfahren wieder. Dabei ist es gleichgültig, ob es dabei explizit um eine »Mitwirkung« Gottes geht oder nicht.

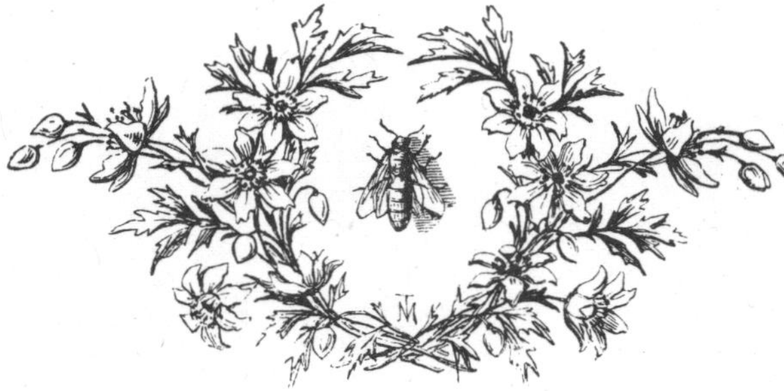

Die ganzheitliche Heilkunde der Hildegard von Bingen

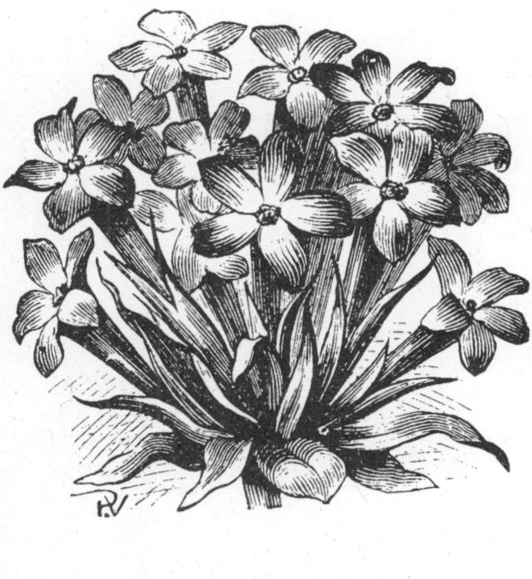

Die vier Elemente der antiken Elementlehre – Feuer, Wasser, Erde und Luft – spielen in Bezug auf Hildegards Erklärungen für die Gesundheit und Krankheit eines Menschen eine bedeutende Rolle. Gemäß dieser Lehre waren die vier Elemente Abwandlungen des »Weltstoffs«, aus dem alles bestand, und hatten daher die Möglichkeit, ineinander überzugehen und auf diese Weise ununterbrochen Energie auszutauschen. Den einzelnen Elementen schrieb Hildegard in ihrem Werk *Causae et Curae* jeweils verschiedene »Kräfte« zu, wobei das Wort »Kraft« hier nicht im eigentlichen Sinn gesehen werden darf.

Auch im Menschen an sich kommen die vier Elemente zum Tragen. Das Feuer befindet sich mit seinen fünf Kräften im Gehirn und im Mark. Es manifestiert sich durch den lebhaften, »feurigen« Ausdruck der Augen, als Kälte beim Riechen, durch die Feuchtigkeit des Geschmacks, durch die Bewegung der Luft beim Hören und als Bewegung beim Tasten. Das Wasser ist mit all seinen Kräften in den Körperflüssigkeiten und dem Blut des Menschen vertreten. Das Blut sorgt für die Frische der Lebenskraft. Außerdem ernährt es das Fleisch. Das Wasser bewirkt im Blut des Menschen Wärme.

Das solide Element Erde wirkt naturgemäß in den Knochen und im Fleisch des Menschen. Die Erde bringt das Fleisch hervor, das eine natürliche kalte Feuchtigkeit besitzt, aber durch das Blut erwärmt wird. Die Luft schließlich ist mit ihren Kräften in der Atmung und in der Vernunft des Menschen tätig. Sie bewirkt durch das Ein- und Ausatmen, dass er leben kann. Der Lufthauch ist die Seele, die den ganzen Menschen durchdringt und ihn lebendig macht. Außerdem facht die Luft das Feuer an, das durch ebendiese Luft in allen Körperteilen des Menschen brennt.

In der Antike kannte man vier Körpersäfte: gelbe Galle, schwarze Galle, Blut und Schleim. In Hildegards Werken kamen ebenfalls vier Körpersäfte vor, die allerdings alle verschiedene Ausprägungen des Phlegmas (griechisch: *phlégma* – Schleim) sind: trockenes Phlegma, feuchtes Phlegma, schaumiges Phlegma und lauwarmes Phlegma. Der Mensch ist nur gesund, wenn sich diese vier Säfte im richtigen Gleichgewicht miteinander befinden.

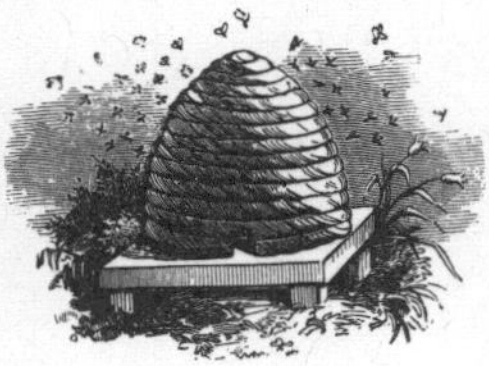

Wenn ein Mensch an einer Krankheit leidet, so kann diese nach der Auffassung Hildegards nur dann wirklich geheilt werden, wenn sich die Heilung – gemäß der ganzheitlichen Natur ihrer Denkweise – in vier verschiedenen Bereichen gleichzeitig vollzieht, denn in diesen vier Bereichen entstehen oder manifestieren sich die Krankheiten auch. Diese Bereiche sind: der göttliche, der kosmische, der körperliche und der seelische Bereich.

Der göttliche Bereich

Dies ist der Bereich, in dem wir einsehen müssen, dass die letzte Instanz der Heilung nicht in den Händen des Menschen liegt. In der Hildegard-Medizin stehen alle Krankheiten in engem Zusammenhang mit der Beziehung des einzelnen Menschen zu Gott. Wenn diese Beziehung aus irgendwelchen Gründen gestört oder gar ganz unterbrochen ist, können aus Hildegards Sicht rasch Krankheiten entstehen.

Der kosmische Bereich

Dieser Bereich lässt sich am besten als »die äußeren Umstände« beschreiben, unter denen sich ein Krankheitsbild verbessern oder verschlechtern kann. Ein Mensch, der unter Rheuma leidet, wird sich beispielsweise bei kalten, feuchten Witterungsbedingungen häufig sehr schlecht fühlen und sich zudem kaum bewegen können, während es dem gleichen Menschen bei trockenem, warmem Wetter gut geht und er auch aktiv sein kann, obwohl seine Krankheit, das Rheuma, ja nach wie vor vorhanden ist. Der Mensch ist laut Hildegard ein Mikrokosmos, der nach dem Bauplan des Kosmos bzw. Makrokosmos entstanden ist, und in dem die vier Elemente Feuer, Wasser, Erde und Luft nachhaltig wirken. Ihre Kräfte durchdringen ihn, ebenso wie der Rest der Welt von ihnen durchdrungen wird.

Der körperliche Bereich

In diesem Bereich geht es um die sichtbaren und messbaren Symptome einer Krankheit, z. B. Hautveränderungen, Fieber, Schwellungen, Schmerzen aller Art usw. Gemäß Hildegard von Bingen entstehen Krankheiten, wenn die Körpersäfte durch *Infirmi humores* (Krankheitssäfte), *Noxi humores* (Umweltgifte) oder *Mali humores* (Krankheitsprozesse, die durch eine falsche oder schlechte Ernährung ausgelöst werden) aus dem Gleichgewicht geraten. Der Mensch kann nur körperlich gesund sein, wenn sich all seine Körpersäfte in dem für ihn richtigen Mischungsverhältnis befinden.

Der seelische Bereich

Körper und Seele kann man nicht trennen. Ist der eine Bereich krank, wird auch der andere zwangsläufig in Mitleidenschaft gezogen. Akute Schmerzen z. B. bringen einen Menschen oft dazu, sich völlig anders zu verhalten, als es unter normalen Umständen für ihn typisch wäre. Dazu kommt, dass bereits in der Antike bekannt war, was uns seltsamerweise erst in den letzten Jahrzehnten wieder richtig bewusst geworden ist: Konflikte, Probleme, Stress,

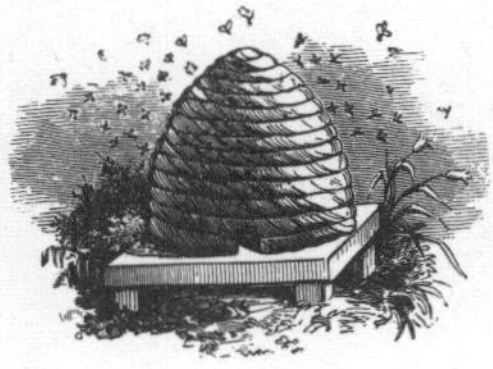

Frustrationen und andere seelische Ursachen lösen bei entsprechend disponierten Menschen – und die meisten von uns haben in der einen oder anderen Weise eine entsprechende Disposition – Krankheiten aus. Hildegard von Bingen schrieb zu diesem Bereich ein eigenes Buch, das man wohl als ihr psychotherapeutisches Werk bezeichnen kann: das *Liber Vitae Meritorum.*

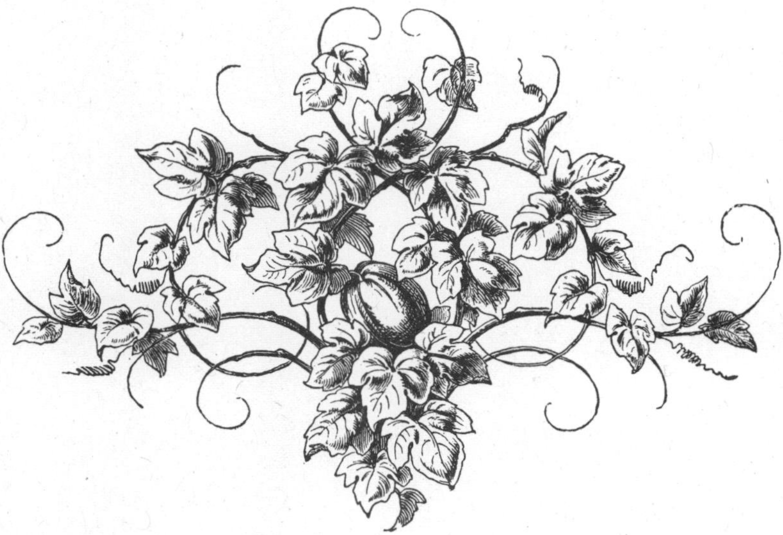

Kräuterkunde

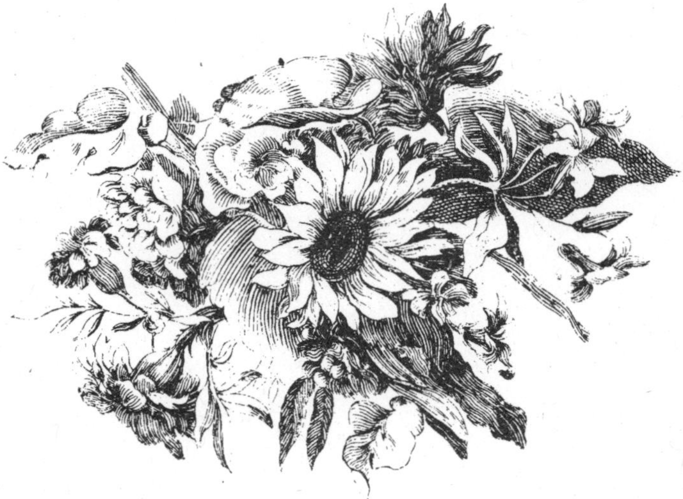

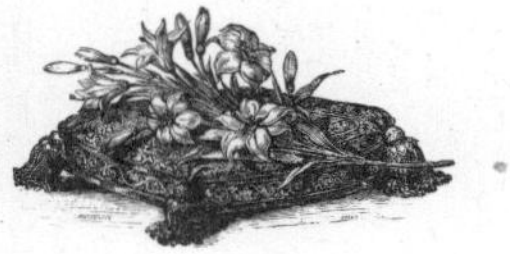

Beim Umgang mit Heilkräutern stellt sich als Erstes die Frage: Wo bekomme ich die gesuchten Kräuter her? Grundsätzlich gibt es drei Möglichkeiten, an Heilkräuter guter Qualität heranzukommen. Man kann sie fertig einkaufen, selbst pflücken oder gar im Garten, auf dem Balkon oder auch auf der Fensterbank seine eigenen Heilkräuter züchten. Alle drei Möglichkeiten haben natürlich ihre Vor- und Nachteile. Ein bisschen ist das Ganze auch davon abhängig, welche Kräuter man benötigt. Relativ seltene Heilkräuter lassen sich natürlich am besten in entsprechenden Apotheken, Kräuterläden oder heutzutage auch im Internet erwerben, während man Basilikum oder Petersilie beispielsweise problemlos im Blumentopf oder eigenen Garten selbst ziehen kann. Auch unsere Supermärkte weisen ein immer größeres Repertoire an frischen Kräutern auf.

Ein weiterer wichtiger Faktor sind die eigenen Kenntnisse. Viele Kräuter lassen sich auf Wiesen und in Wäldern sammeln, allerdings sollte man dabei genau wissen, was man tut. Die Gefahr, bei dürftigen Kräuterkenntnissen gegebenenfalls großen Schaden anzurichten, ist nicht zu unterschätzen, denn manche ungiftigen Heilkräuter sehen anderen, hochgiftigen Kräutern zum Verwechseln ähnlich. Dazu kommt bei selbst gepflückten Kräutern noch die Gefahr der Verunreinigung – durch Autoabgase, diverse Dünger, Pestizide und Herbizide. Außerdem weiß man nie, wie viele Hunde sich an den Pflanzen schon »verewigt« haben. Hat man aber einen guten Sammelplatz gefunden und kennt sich entsprechend aus, spricht selbstverständlich nichts dagegen, sich selbst als eifriger Sammler/in zu betätigen.

Anwendungsmöglichkeiten

In der Heilpflanzenkunde gibt es eine Vielzahl von Anwendungsmöglichkeiten für Heilkräuter – allerdings müssen die Kräuter dafür erst einmal aufbereitet werden. Die Aufbereitungsverfahren unterteilen sich danach, ob die Kräuter eingenommen oder äußerlich angewendet werden sollen. Bevor Sie sich an die Zubereitung eines Kräuterheilmittels machen, sollten Sie jedoch eine wichtige Regel beachten: Verwenden Sie zur Zubereitung immer Porzellan- oder Keramikgeschirr, niemals Metallbehälter. Das Metall verändert die Heilinformationen der Kräuter und würde sie zum Teil unwirksam machen. Welche Anwendungsmöglichkeiten gibt es nun tatsächlich? Zur inneren Anwendung gibt es Kräutertees, Abkochungen, Kaltauszüge, Presssäfte, Pulver und – in Ausnahmefällen – Extrakte und Tinkturen. Extrakte und Tinkturen werden eher, wie auch Umschläge, Bäder und Inhalationen, äußerlich angewendet. Nicht zu vergessen ist die Verwendung von Heilkräutern in der Küche, aber darauf gehen wir im Kapitel über die Ernährung nach Hildegard von Bingen noch genauer ein.

Der Kräutertee oder Aufguss

Kräutertees kennt jedes Kind, denn sie sind sicherlich die bekannteste und am häufigsten verwendete Art der Heilpflanzenanwendung. Eine Tasse Kräutertee zuzubereiten ist ganz leicht: Man gibt eine bestimmte Menge zerkleinerter Kräuter – im Durchschnitt geht man von einem Esslöffel pro Tasse aus – in eine Tasse, übergießt sie mit kochendem Wasser und lässt das Ganze ziehen. Die Ziehdauer ist von den gewählten Pflanzen abhängig: Bittere Kräuter und Blüten lässt man nur 3–5 Minuten ziehen, zähe Pflanzen dagegen 10–15 Minuten. Lassen Sie den Tee etwas abkühlen, bevor Sie ihn trinken, und verzichten Sie, wenn es irgendwie geht, auf das Süßen. Kräutertees wirken im Urzustand am allerbesten, aber wenn Sie oder Ihr »Patient« den Tee pur gar nicht trinken können, sollten Sie zum Süßen immer Honig anstelle von

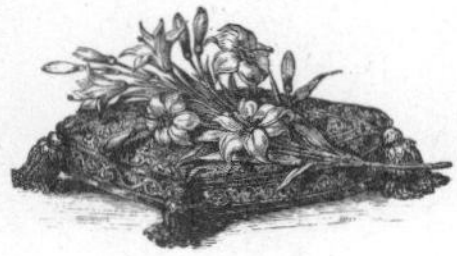

Industriezucker verwenden. Ideal ist es, den Tee bei Bedarf immer frisch zuzubereiten; wenn man diverse Tassen am Tag trinken will/muss, ist das jedoch nicht immer besonders praktisch.

Sie können den Tee daher auch problemlos in eine Thermoskanne füllen und mit zur Arbeit nehmen. Kräutertees sollten, sofern Sie keine anderen Anweisungen von z. B. Ihrem Heilpraktiker erhalten haben, eine gute halbe Stunde vor den jeweiligen Mahlzeiten getrunken werden, und zwar in kleinen Schlucken, nicht eilig hinuntergestürzt.

Die Abkochung oder der Absud

Bei einigen Pflanzenteilen genügt es nicht, sie in heißem Wasser ziehen zu lassen. Rinde, Zweige, Samenkörner oder Wurzeln müssen gelegentlich bis zu 15 Minuten »gekocht« werden. Geben Sie dazu die Pflanzen in kochendes Wasser und lassen Sie sie dann auf kleiner Flamme weiterköcheln – je härter das Pflanzenmaterial ist, desto länger die Kochzeit. Nach dem Ende der Kochzeit wird das Ganze wie ein Tee abgeseiht. Eine zweite Möglichkeit besteht darin, die Pflanzenteile mit kaltem Wasser aufzusetzen und zum Kochen zu bringen. Bevor man den Absud nach Ende der Kochzeit abseiht, lässt man ihn in diesem Fall jedoch noch etwa fünf Minuten ziehen.

Der Kaltauszug

Bei einem Kaltauszug verwendet man frische oder auch getrocknete Kräuter, die mit einer kalten Flüssigkeit übergossen werden und danach zwischen sechs Stunden und 14 Tagen ziehen. Bei Kaltauszügen, die nicht länger als zwölf Stunden stehen, verwendet man als Flüssigkeit Wasser. Steht der Auszug länger als zwölf Stunden, verwendet man zum Ansetzen einen leichten, trockenen Wein. Beide Auszugsarten werden im Verhältnis 20:1 angesetzt: Auf einen Teil Pflanzen kommen ungefähr 20 Teile Flüssigkeit.

Nachdem der Auszug lange genug gezogen hat, wird er gefiltert und in Flaschen abgefüllt. Verwenden Sie dazu vorzugsweise dunkle Glasflaschen.

Einen mit Wasser angesetzten Kaltauszug trinkt man wie Tee. Zu diesem Zweck wird er vor dem Trinken leicht angewärmt. Ein Kaltauszug mit Wein ist quasi eine Art Kräuterwein, von dem Sie nicht mehr als ein Likörgläschen voll auf einmal zu sich nehmen sollten.

Der Presssaft

Der Presssaft wird aus frischen Kräutern und Wurzeln hergestellt. Am einfachsten geht das mit einem Entsafter, aber Sie können die Pflanzenteile auch manuell zerstampfen und sie dann durch ein feinmaschiges Tuch auspressen. Je saftiger eine Pflanze ist, desto einfacher ist das Auspressen.

Zähere Pflanzenteile weicht man zuerst eine halbe Stunde in ein wenig kaltem Wasser ein, bevor man sie auspresst. Presssäfte stellt man immer frisch her und verbraucht sie möglichst sofort. Die normale Dosis besteht aus einem Teelöffel Saft. Frisch gepresste Pflanzensäfte kann man entweder pur zu sich nehmen oder sie mit Wasser, Milch oder Molke mischen.

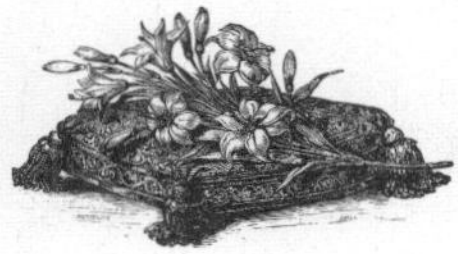

Das Pulver

Zur Gewinnung von Pflanzenpulver mahlt man die getrockneten Pflanzen in einer Gewürzmühle oder zerreibt sie in einem Mörser. Letzteres ist arbeitsintensiver, ergibt aber das feinere Pulver. Da die Wirkstoffe der Pflanze in dem Pulver in stark konzentrierter Form enthalten sind, benötigt man zumeist nur eine Messerspitze voll. Diese verrührt man zum Trinken in ein wenig Wasser oder Milch.

Der Extrakt bzw. die Tinktur

Wie schon weiter oben erwähnt, werden Extrakte und Tinkturen in den meisten Fällen äußerlich angewendet. Bei einigen Krankheiten empfiehlt sich aber die Einnahme einiger Tropfen des Mittels, die man mit Wasser verdünnt. Da es aber nicht ganz einfach ist, immer das zu 100% richtige Mischungsverhältnis selbst herzustellen und diese Mittel meist hochwirksam sind, sollten Sie nur Extrakte oder Tinkturen einnehmen, die Sie beim Fachmann gekauft haben. Selbst hergestellte Mittel sollten vorsichtshalber nur der äußerlichen Anwendung dienen. Zur Herstellung eines Kräuterextraktes füllen Sie frische Kräuter in ein Schraubglas und übergießen sie mit Alkohol (möglichst 70%). Dann verschließen Sie das Glas und stellen es an einen warmen Ort, wo es etwa 14 Tage ruhen sollte. Achten Sie unbedingt darauf, das Glas nicht in die pralle Sonne zu stellen. Mindestens einmal pro Tag schütteln Sie das Glas kräftig. Nach zwei Wochen können Sie die Kräuter abseihen und die fertige Tinktur abfüllen. Denken Sie daran, die Flaschen gut zu verschließen, damit der Alkohol nicht verfliegt.

Umschläge und Verbände

Um einen feuchten Umschlag herzustellen, tränken Sie Mullbinden oder Wattestücke in Kräutertee oder Kräuterextrakt, abhängig davon, wie stark die gewünschte Wirkung ausfallen soll. Diese Auflage wird auf die betroffene Stelle gelegt und mit einem lockeren Mullverband festgehalten.

Wenn Sie Kräutertee zum Tränken eines Umschlags verwenden, geben Sie in diesen die Hälfte mehr Kräuter als in einen Tee zum Trinken. Lassen Sie den Umschlag einige Minuten, längstens aber zwei Stunden einwirken und tauschen Sie ihn dann aus.

Feuchte Verbände werden genauso angelegt wie feuchte Umschläge. Im Gegensatz zu diesen entfernt man den Verband jedoch erst dann, wenn er vollständig getrocknet ist, was meist nach ungefähr zwölf Stunden der Fall ist. Wenn Sie Kräuter verwenden, welche die Haut nicht reizen, können Sie sie auch direkt auf die betroffene Stelle legen und mit einem Tuch leicht abdecken. Verwenden Sie dafür frische Kräuter, so sollten Sie diese vor der Anwendung leicht anwärmen; getrocknete Kräuter werden kurz mit heißem Wasser übergossen.

Die Inhalation

Sicherlich haben die meisten von uns bei einer Erkältung schon einmal inhaliert und wissen daher, wie gut das tut. Ganz einfach geht das mit einem Inhalator, aber natürlich tut es auch jeder ausreichend große Topf. Kochen Sie eine Hand voll Kräuter in einem Liter Wasser auf. Decken Sie den Topf zu, damit der wertvolle Dampf nicht entweicht, und stellen Sie den Topf auf einen Tisch. Nun ziehen Sie sich ein großes Handtuch über Kopf und Schultern – und selbstverständlich über den Topf. Achten Sie darauf, dass das

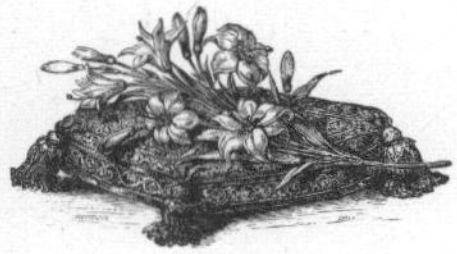

Handtuch möglichst dick ist und dicht abschließt, damit der Dampf darunter bleibt. Dann nehmen Sie den Deckel vom Topf, beugen sich darüber und atmen den aufsteigenden Dampf tief und mit langen Atemzügen ein. Bleiben Sie am besten 10–15 Minuten so sitzen, je nachdem, wie lange Sie es aushalten. Neben der positiven Wirkung, die so ein Kräuterdampfbad auf die Atemwege hat, tut es übrigens auch Ihrer Haut gut.

Das Bad

Heilpflanzen, beispielsweise in Form eines Kaltauszugs oder eines Tees, eignen sich hervorragend als Badezusätze. Für ein Vollbad geht man im Durchschnitt von 200 g Kräutern aus, die 10–12 Stunden in einem Liter Wasser ziehen sollten (Wurzeln 12–24 Stunden). Dann gießen Sie die Flüssigkeit in Ihr Badewasser, in dem sich natürlich keine anderen Badezusätze befinden sollten. Sie können die Kräuter mit hineingeben oder sie vorher abseihen. Sind nur bestimmte Körperteile betroffen, können Sie auch nur den jeweiligen Körperteil baden, z. B. in Form eines Hand- oder Fußbades.

Ob nun Voll- oder Teilbad: Achten Sie in jedem Fall immer darauf, die Badetemperatur nicht zu heiß zu wählen. Sie sollte im Idealfall 40 °C nicht überschreiten; am besten sind 37 °C geeignet, um die Wirkung der Kräuter nicht zu gefährden. Die Badedauer beträgt etwa 15 Minuten. Frottieren Sie sich nicht zu stark ab, damit die Kräuter auch nach dem Bad noch gut in die Haut eindringen können. Wickeln Sie sich anschließend in ein flauschiges Handtuch oder einen warmen Bademantel und gönnen Sie sich eine Stunde Ruhe.

Die Hildegard-Heilkunde

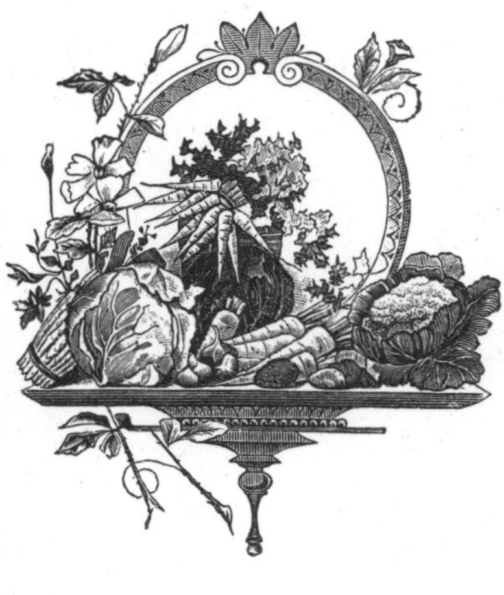

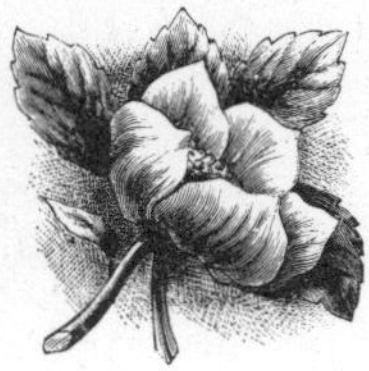

Die Hildegard-Heilkunde dient uns in erster Linie als eine Art präventiver Medizin. Hildegard von Bingen war der Ansicht, dass der Mensch sich die meisten Krankheiten selbst zufügt, indem er nicht das rechte Maß in allen Dingen hält, also übermäßig isst und trinkt und allgemein ein unzüchtiges, lasterhaftes Leben führt. Ganz unbekannt kommen uns diese Worte heute nicht vor, denn viele der so genannten Zivilisationskrankheiten lassen sich heute in der Tat darauf zurückführen, dass wir das rechte Maß immer noch nicht halten. Ein gutes Beispiel ist starkes Übergewicht durch z. B. den übermäßigen Konsum von Fastfood, Süßigkeiten oder anderen minderwertigen Nahrungsmitteln und die daraus häufig resultierenden Herz-Kreislauf-Erkrankungen. Wir leben in einer Zeit und Gesellschaft, in der nahezu alle Nahrungsmittel im Überfluss vorhanden und zu jeder beliebigen Tages- und Nachtzeit verfügbar sind. Viele von uns haben verlernt, Maß zu halten, weil wir verlernt haben, auf unseren Körper zu hören. Wir sind längst satt, trotzdem essen wir weiter.

Zu Hildegards Zeiten war dieses Problem sicher nicht so eklatant, denn ein Großteil der Bevölkerung musste sich sein tägliches Brot durch für uns heute unvorstellbar harte körperliche Arbeit verdienen.

Trotzdem gab es natürlich auch damals schon genug Menschen, die im Überfluss lebten und Völlerei betrieben. Da der Glaube ein wichtiger Bestandteil in Hildegards Leben war, war eine Abkehr vom Glauben für sie ein wichtiger Faktor, der die Gesundheit eines Menschen negativ beeinflussen konnte, genauso wie sie der Ansicht war, dass es letztendlich immer in Gottes Hand läge, einen Menschen zu heilen – sofern dieser Mensch schon dazu bereit wäre, geheilt zu werden. Das wiederum musste mit einer Veränderung seines ungesunden Lebensstils einhergehen, »damit er der Heilung nicht im Wege steht«.

In der modernen Medizin werden die Symptome eines Kranken oft isoliert betrachtet – in erster Linie werden die Schmerzen behandelt. Hildegard aber hinterfragte, wo die Schmerzen herkamen und wie man die Ursachen beheben könnte. Alternative Heilformen, die es in einer Vielzahl von Spielrichtungen gibt, haben aus genau diesen Gründen heute Hochkonjunktur. Die Menschen wollen wieder als Ganzes betrachtet werden, nicht nur als »Symptom X« und von einem Spezialisten zum anderen geschickt werden.

An diesem Punkt ist jedoch Vorsicht geboten! Neben vielen seriösen Heilkundigen bieten auch eine Menge Scharlatane ihre Dienste an, und manchmal ist es nicht einfach, den einen vom anderen zu unterscheiden.

Nicht alles, was natürlich ist, ist auch immer unschädlich und heilsam. Ein großes Problem der Hildegard-Heilkunde war immer die Sprache. Hildegard hatte ihre Werke in ein wenig holprigem Latein verfasst – der Sprache, die damals und heute in vielen Klöstern vorherrschte –, und für viele Dinge gibt es kaum adäquate Übersetzungen. Das macht die Interpretation ihrer Werke nicht unbedingt einfacher, vor allem nicht für einen Laien.

Wenn Sie an einer ernsthaften Erkrankung leiden, sollten Sie jedoch immer vorher Ihren Arzt konsultieren, bevor Sie anfangen, an sich selbst herumzuexperimentieren. Auch die natürlichsten Heilmittel können oft mehr schaden als nützen, wenn sie falsch angewendet werden. Kein Buch kann Ihnen im Zweifelsfall den Arztbesuch ersetzen.

Welche Krankheiten kann man nun mit der Hildegard-Heilkunde behandeln? Im Grunde ist das Gebiet weit gefächert, von den Atemwegserkrankungen bis zur Zahnheilkunde. Hildegard selbst hat damals sogar schon ernsthafte Krankheiten wie Krebs behandelt – wie erfolgreich, lässt sich heute natürlich nicht mehr nachvollziehen.

Im Folgenden werden beispielhaft einige der weniger schweren Krankheiten und ihre Behandlungsmethoden nach Hildegard von Bingen aufgeführt.

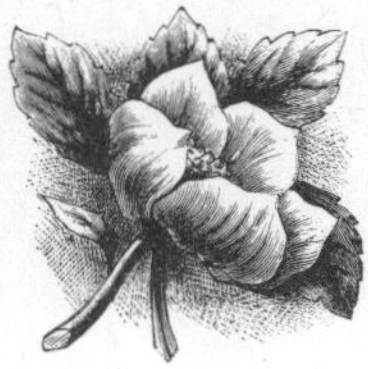

Atemwegserkrankungen

Hildegard von Bingen warnte bereits vor über 800 Jahren vor der fortschreitenden Zerstörung der uns umgebenden Lebenselemente, die für sie ein wichtiger Faktor bei der Entstehung von Krankheiten war. Wie Recht sie doch hatte! Inzwischen kann wohl niemand mehr abstreiten, dass uns die Zerstörung unserer Umwelt krank macht. Luft- und Wasserverschmutzung durch Abgase aller Art, Pestizide, Herbizide und andere Chemikalien in Obst und Gemüse, Hormone und Antibiotika im Fleisch, Schwermetalle in Fisch und Meeresfrüchten, ein Übermaß an Genussgiften wie Alkohol, Nikotin und Koffein – all das trägt dazu bei, immer mehr Menschen krank zu machen.

Oft reagieren gerade die Atemwege besonders stark auf Einflüsse von außen, vor allem auch in der kälteren Jahreszeit. Das Ergebnis sind Erkältungskrankheiten in allen Ausprägungen, aber auch schwerere Leiden wie Asthma, Bronchitis und die echte Grippe. Mit einer Reihe von natürlichen Heilmitteln kann man sich bei dieser Art von Erkrankung Linderung verschaffen.

Sollte sich Fieber zu den anderen Erkältungssymptomen gesellen, das länger als drei Tage anhält oder sehr schnell sehr hoch ansteigt, sollten Sie unbedingt einen Arzt konsultieren. Grundsätzlich empfiehlt Hildegard, bei Erkältungskrankheiten im Bett zu bleiben, viel Fencheltee zu trinken und leichte Speisen wie Dinkelsuppe oder Hühnerbrühe zu sich zu nehmen.

Eine Warnung noch am Rande: Alle ätherischen Öle können allergische Reaktionen auslösen. Testen Sie daher Ölmischungen vor der Verwendung immer an einer unauffälligen Hautstelle.

Bronchitis, chronische

Bei einer chronischen Bronchitis empfiehlt Hildegard eine Kur mit Heckenrosenelixier.

Heckenrosenelixier

75 g Heckenrosenzweige samt Blättern und Früchten
150 g abgeschäumter Honig
1 l trockener Wein

Lassen Sie die Heckenrosenzweige und den Honig fünf Minuten im Wein aufkochen und sieben Sie das Ganze anschließend ab. Trinken Sie vier Wochen lang dreimal täglich eine halbe Tasse.

Erkältung, Vorbeugung

Fast niemand kann der ungeliebten alljährlichen Erkältungskrankheit entgehen. Das folgende Mittel hat sich jedoch zur Vorbeugung bewährt.

Eberwurz-Zimt-Bertram-Pulver

2 Teile pulverisierte Eberwurzwurzel
je 1 Teil Bertrampulver und Zimt

Mischen Sie das Pulver gründlich in einem sauberen Gefäß und nehmen Sie davon täglich etwas zu sich, z. B. aufgelöst in einer Suppe oder in einem Getränk verrührt.

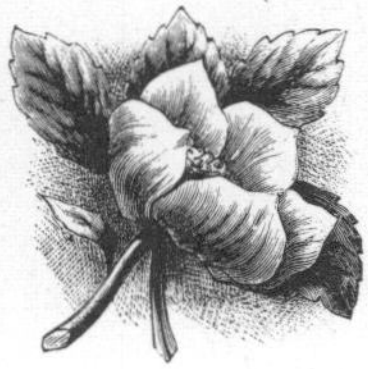

Heiserkeit (»Sängermittel«)

Bei akuter Heiserkeit ist meist der ganze Halsbereich entzündet und gereizt. Das folgende Mittel lindert die Reizung im Hals und wirkt entzündungshemmend.

Königskerzentrank
2 El Königskerze
2 El Fenchelsamen
1 l Likörwein

Geben Sie die Königskerze und die Fenchelsamen in den Wein und kochen Sie das Ganze drei Minuten auf. Anschließend füllen Sie den Trank in eine Thermoskanne und trinken ihn schluckweise über den Tag verteilt.

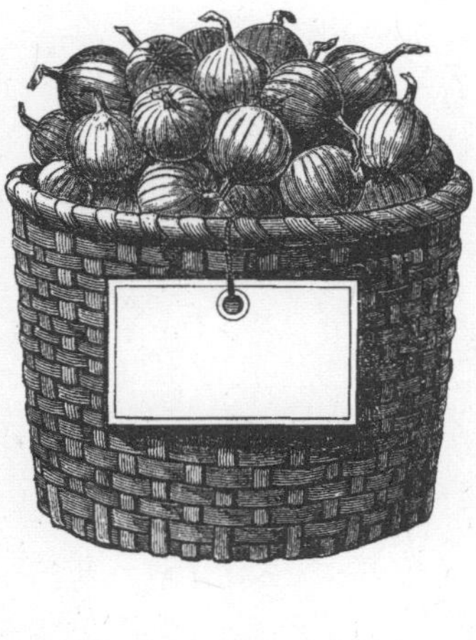

Hauterkrankungen

Die Haut ist unser größtes Organ, und schon Hildegard von Bingen hat erkannt, dass die Haut der Spiegel unserer Lebensweise und Gesundheit ist. Kein anderes Organ ist so direkt den Umwelteinflüssen ausgeliefert wie die Haut. Sie schützt den Menschen einerseits vor schädlichen Umwelteinflüssen, andererseits ist sie aber auch seine direkte Verbindung zur Umwelt. Auch seelische Einflüsse wirken sich oft direkt auf die Haut aus. Bei der Behandlung von Hautkrankheiten muss man also immer den gesamten Menschen anschauen. Auch hier gilt wieder die Regel, dass man bei schweren Erkrankungen immer vorher einen Arzt konsultieren sollte, bevor man zu Selbstheilungsmaßnahmen greift. Wenn man den Arztbesuch hinter sich hat, bietet die Hildegard-Medizin wieder einige wunderbare unterstützende Behandlungsmethoden.

Ekzeme

Ekzeme können durch innere oder äußere Einflüsse ausgelöst werden. Werden sie durch äußere Einflüsse ausgelöst, spricht man von einem Kontaktekzem, bei inneren Einflüssen handelt es sich um ein atopisches Ekzem. Zur Linderung des Juckreizes empfiehlt Hildegard Lärchensalbe.

Lärchensalbe

10 g Lärchenbaumspitzen

100 g Schweineschmalz

Pürieren Sie die Lärchenbaumspitzen. Erwärmen Sie das Schweineschmalz leicht und verrühren Sie 10 g des Pflanzenbreis damit. Massieren Sie die Salbe mehrmals täglich vorsichtig in die rissigen, juckenden Stellen ein.

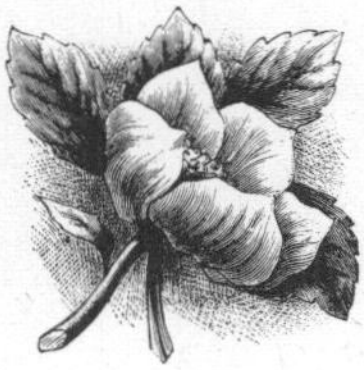

Hautausschlag, juckender

Manchmal liegt einem juckenden Hautausschlag keine direkte Erkrankung zugrunde – unangenehm oder lästig ist er trotzdem. Diese Art von Ausschlägen kann man gut mit folgendem Mittel behandeln:

Maulbeerblätterkompresse

1 Hand voll Maulbeerblätter
250 ml Wasser

Geben Sie die Maulbeerblätter in das Wasser und lassen Sie die Blätter drei Minuten kräftig auskochen. Nach dem Absieben können Sie die juckenden Hautstellen mit dem Maulbeerwasser abwaschen oder eine Mullbinde darin tränken und sie eine Stunde lang als Kompresse auf die Stelle legen.

Wunden (auch infizierte)

Hildegards bestes Mittel zur Heilung von Wunden und zur Vorbeugung von Infektionen ist die Schafgarbe, die man innerlich als Tee und äußerlich als Kompresse anwenden kann.

Schafgarbentee

1 El Schafgarbenblätter
3 Msp. Schafgarbenblätterpulver
250 ml Wasser

Lassen Sie die Schafgarbenblätter und das Pulver etwa drei Minuten in kochendem Wasser ziehen. Trinken Sie den Tee nach dem Abseihen schluckweise. Laut Hildegard kann dieser Tee auch schwerste Infektionen heilen.

Schafgarbenkompressen

1 El Schafgarbenblätter

250 ml Wasser

Lassen Sie die Schafgarbenblätter in dem Wasser eine Minute aufkochen, geben Sie sie auf sterilen Verbandsmull und legen Sie diesen auf die Wunde.

Sobald der Verband trocken ist, erneuern Sie ihn. Wenn die Wunde zu heilen beginnt, kann man die Schafgarbenblätter direkt auf die Wunde legen.

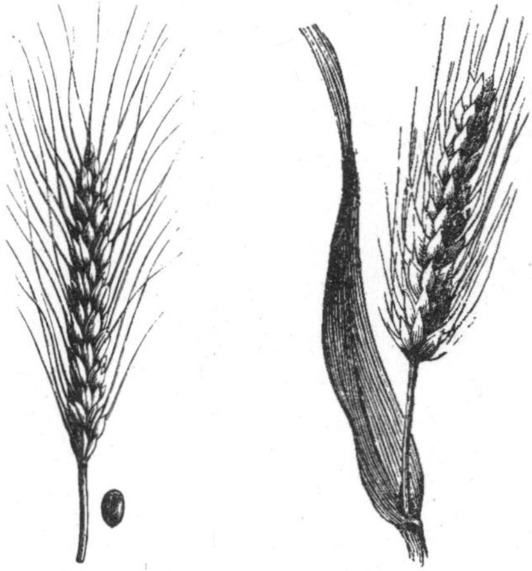

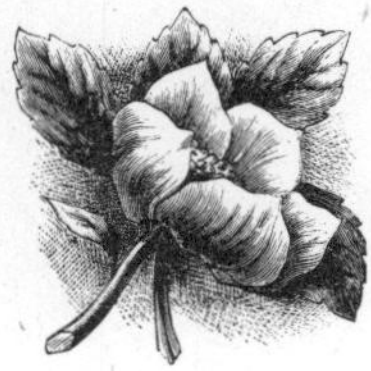

Kopfschmerzen

Kopfschmerzen stellen die wahrscheinlich häufigsten alltäglichen Beschwerden unserer hektischen Zeit dar. Sie können eine Vielzahl von Ursachen haben. Gemäß Hildegard von Bingen gibt es fünf grundsätzliche Ursachen für Kopfschmerzen: Erkrankungen (Fieber, Infektionen usw.), Migräne, Ernährungsfehler (zu fettes und zu schweres Essen, Vitaminmangel, Unterzuckerung durch zu lange Pausen zwischen den Mahlzeiten usw.), Unfälle sowie eine falsche Lebensweise (Stress, Kummer, Sorgen). Alle Arten von Kopfschmerzen lassen sich zunächst gut mit Mitteln aus der Hildegard-Heilkunde behandeln und lindern. Sollten die Kopfschmerzen allerdings schlimmer werden bzw. einfach nicht nachlassen, müssen Sie unbedingt einen Arzt aufsuchen.

Erkältungskopfschmerzen

Zur Linderung dieser Art von Kopfschmerzen hat sich folgende Mischung bewährt:

Malven-Salbei-Olivenöl
5 ml Malvenöl
10 ml Salbeiöl
10 ml Olivenöl

Mischen Sie die Öle sorgfältig, massieren Sie damit Stirn und Nacken ein und bedecken Sie den Bereich anschließend mit einer Wollmütze.

Kopfschmerzen nach einem Unfall

Nach einem Unfall mit einer Gehirnerschütterung leiden viele Menschen noch Jahre später unter Kopfschmerzen. Zur Linderung dient die Wermutsaft-Einreibung.

Wermutsaft-Einreibung

1 El Wermutsaft
250 ml Wein

Geben Sie den Wermutsaft in den Wein und massieren Sie die Mischung im gesamten Kopfbereich ein. Bedecken Sie den Kopf anschließend mit einer Wollmütze. Wiederholen Sie die Behandlung einige Tage lang.

Migräne

Laut Hildegard von Bingen stammt die Migräne von schlechten Säften, die sich im Menschen befinden. Zur Linderung des halbseitigen Kopfschmerzes empfiehlt sie Folgendes:

Bärwurz-Birnenhonig-Kur

8 Birnen
35 g Bärwurzpulver
28 g Galgantpulver
22 g Süßholzpulver
15 g Bohnenkrautpulver
8 El abgeschäumter Honig

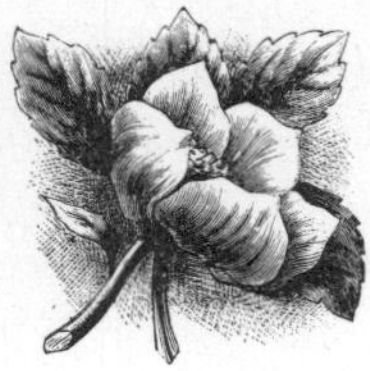

Kochen Sie die Birnen weich und schütten Sie das Kochwasser weg. Geben Sie die Pulvermischung und den Honig zu den Birnen und mischen Sie das Ganze sorgfältig.
Nehmen Sie von dem Mus morgens auf nüchternen Magen einen Teelöffel zu sich, nach dem Mittagessen zwei Teelöffel und vor dem Schlafengehen drei Teelöffel. Wenden Sie das Mittel so lange an, bis der Migräneschub nachlässt.

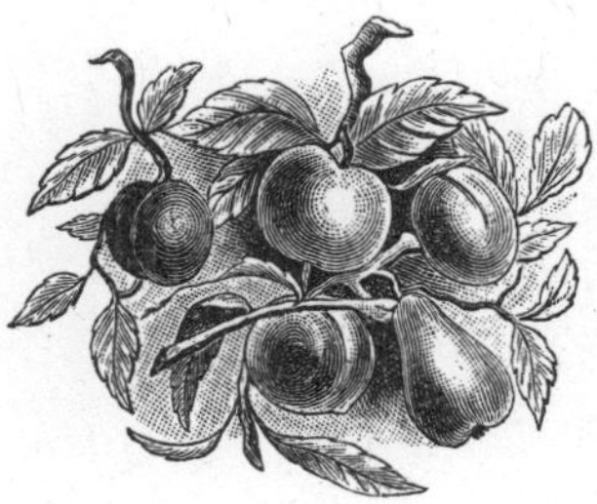

Magen-Darm-Erkrankungen

Magen-Darm-Erkrankungen sind in vielen Fällen auf eine falsche Ernährung zurückzuführen. Zu fette und zu schwere Speisen belasten das Verdauungssystem. Aber auch das Nervensystem spielt bei der Verdauung eine wichtige Rolle. Beim Essen leitet es mehr Blut ins Verdauungssystem, bei Stress oder körperlicher Anstrengung entzieht es dem Verdauungssystem Blut, da dieses in den Muskeln und im Gehirn dringender benötigt wird. Um körperlich und geistig gesund zu bleiben, ist eine gesunde Verdauung daher unerlässlich.

Durchfall

Durchfälle können viele Auslöser haben. Wenn der Durchfall jedoch länger als drei Tage anhält, sollte man einen Arzt aufsuchen. Bei einfachen Durchfällen hält die Hildegard-Heilkunde folgendes Mittel parat:

Sanikelelixier

100 g Sanikelkraut (frisch gewaschen, mit Wurzel)
2 l Wasser
50 g Süßholzsaft
300 g abgeschäumter Honig

Schneiden Sie das Sanikelkraut samt der Wurzel klein und kochen Sie mit dem Wasser daraus einen Tee. Geben Sie anschließend den Süßholzsaft und den Honig hinzu und kochen Sie die Mischung noch einmal zwei Minuten lang auf. Anschließend filtrieren Sie die Flüssigkeit sorgfältig und füllen sie in sterile Flaschen ab. Trinken Sie dreimal täglich nach den Mahlzeiten ein Likörglas, bis der Durchfall nachlässt.

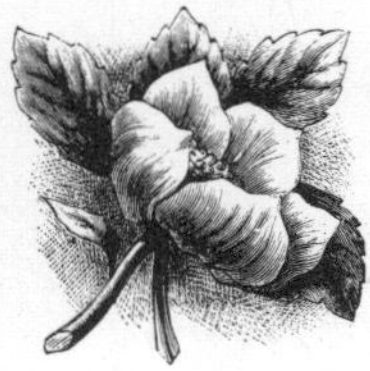

Gastritis

Die Gastritis (Magenschleimhautentzündung) kann in akuter oder chronischer Form auftreten und ist zuweilen ziemlich schmerzhaft. Beide können durch das folgende wohlschmeckende Mittel aus der Hildegard-Medizin gelindert werden.

Pfingstrosenelixier

200 ml Pfingstrosen-Urtinktur,
50 ml Stabwurzsaft-Urtinktur
40 g Fünffingerkrautbrei
600 ml Weinessig
3 Msp. Galgantpulver
3 Msp. weißer Pfeffer

Geben Sie die beiden Kräutertinkturen und den Fünffingerkrautbrei in den Weinessig, kochen Sie alles zusammen drei Minuten auf und sieben Sie die Mischung ab. Bringen Sie anschließend das Filtrat mithilfe eines Tauchsieders zwei- bis dreimal zum Kochen und fügen Sie währenddessen das Galgantpulver und den weißen Pfeffer hinzu. Nehmen Sie von dem Elixier einmal täglich vor der Mahlzeit ein kleines Glas davon in den Mund und speicheln es gut ein, bevor Sie es herunterschlucken. Wiederholen Sie den Vorgang fünf Tage lang.

Magenschmerzen

Bei Magenschmerzen, die nicht durch ein Geschwür ausgelöst werden, hat sich Lorbeerwein bewährt.

Lorbeerwein

2–3 Tl Lorbeeren
500 ml Rotwein

Lassen Sie die Lorbeeren drei Minuten im Rotwein aufkochen und sieben Sie sie dann heraus. Trinken Sie den Wein warm schluckweise nach dem Essen und vor dem Schlafengehen.

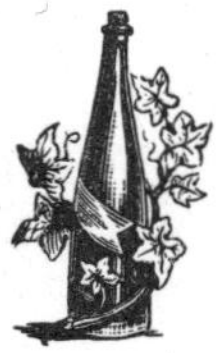

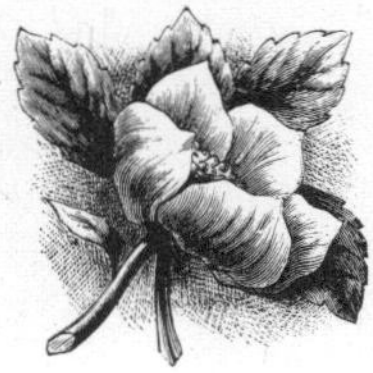

Klassische Frauenleiden

Da sie in ihrem Alltag überwiegend von Frauen umgeben war, hat sich Hildegard sehr eingehend mit der Frauenheilkunde beschäftigt. So schrieb sie z. B. in ihrem Werk *Causae et Curae* ein ganzes Kapitel über die monatliche Regelblutung der Frau. Weiterhin gibt es Ausführungen zu einer ganzen Reihe von Krankheiten, die ausschließlich (aufgrund der anatomischen Gegebenheiten) oder vorwiegend (aufgrund ihrer Prädisposition) Frauen betreffen. Auf diese Krankheiten bzw. Leiden und ihre Behandlungsmöglichkeiten wollen wir nun etwas genauer eingehen.

Menstruationsstörungen

Als Frau konnte Hildegard von Bingen die Beschwerden, die mit der Menstruation verbunden sind, natürlich sehr gut nachempfinden. Die Regel verlangt dem Körper der Frau ein gehobenes Maß an Energie ab, obwohl der Blutverlust im Normalfall eher gering ist. Aus Hildegards Sicht war die regelmäßige Blutung eine Notwendigkeit, da sich im Körper der Frau mehr Flüssigkeit befände als im Körper des Mannes, und Blut und Säfte müssten regelmäßig gereinigt werden, da die Frau sonst krank werden würde. Wie sehr eine Frau unter ihrer Menstruation leidet, war Hildegards Ansicht nach – neben anderen Faktoren – auch von der Mondphase abhängig. So ginge es einer Frau bei abnehmendem Mond besser als bei zunehmendem. Grundsätzlich empfahl sie zur Linderung der Bauchschmerzen die Einnahme von Kamille, z. B. als Tee oder Suppe zubereitet.

Kamillensuppe
Mehl
Butter
Gemüsebrühe
Kamillenblüten

Bereiten Sie aus dem Mehl und der Butter eine Einbrenne zu und gießen Sie diese anschließend mit der Gemüsebrühe auf. Geben Sie die Kamillenblüten hinzu und lassen Sie das Ganze fünf Minuten ziehen.

Menstruation, übermäßige

Die Monatsblutung ist bei keiner Frau wie bei der anderen. Bei kaum einer Frau ist sie jeden Monat gleich stark, meist ist sie einmal stärker und dann wieder schwächer. Von Zeit zu Zeit kann es auch vorkommen, dass die Regel ungewöhnlich stark ist. Bleibt es bei einem Einzelfall, ist das kein Grund zur Besorgnis – kommt es jedoch öfter oder gar regelmäßig vor, sollten Sie unbedingt einen Arzt aufsuchen.

Bei übermäßig starken und langen Regelblutungen rät Hildegard von Bingen vor allem zur Schonung, besonders zur Vermeidung schwerer körperlicher Arbeiten, da durch diese »das Blut in der Frau in Erregung gerät«. Außerdem rät sie zu einer Ernährungsumstellung, womit sie in erster Linie meint, dass alles vermieden werden muss, was eine geregelte Verdauung durcheinander bringen könnte.

Daneben können aber auch einige pflanzliche Mittel Linderung bringen:

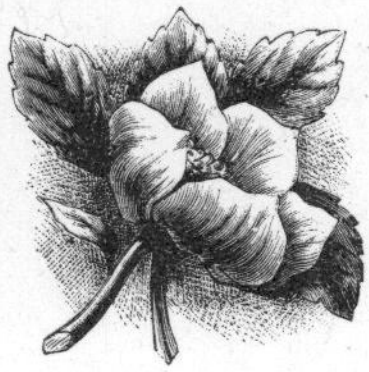

Betonienwein

1 Hand voll Betonienwurzeln

1 l Wein

Geben Sie die Betonienwurzeln und den Wein in eine Flasche und verschließen Sie diese. Nun lassen Sie den Kräuterwein eine Woche lang ziehen.
Trinken Sie dreimal täglich zu den Mahlzeiten jeweils ein Likörglas.

Neben der innerlichen Behandlung mit dem Betonienwein hat sich die äußere Behandlung mit der Selleriekompresse bewährt:

Selleriekompresse

Sellerieknollen

Wasser

Leinentücher

Schneiden Sie die Sellerieknollen in Scheiben und kochen Sie sie in dem Wasser weich. Anschließend gießen Sie das Kochwasser ab, wickeln die heißen Selleriescheiben in die Leinentücher und legen sie auf die Oberschenkel und den Unterbauch.

Menstruation, ausbleibende

Natürlich kann auch einmal das umgekehrte Problem auftreten, nämlich dass die Regel ausbleibt. Gerade bei jungen Frauen kann dies von Zeit zu Zeit passieren und ist auch nicht bedenklich. Sollte es jedoch öfter vorkommen und man kann mit Sicherheit ausschließen, schwanger zu sein, sollte man sich ärztlich untersuchen lassen. In der Hildegard-Heilkunde gibt es einige Mittel, die den Blutfluss anregen können:

Liebstöckel-Dotter-Suppe

1 Ei
250 ml Hühnerbrühe
3 El Sahne
125 ml Wein
2 El Liebstöckelsaft-Urtinktur

Verquirlen Sie das Ei in der Hühnerbrühe, geben Sie die restlichen Zutaten in die Mischung und kochen Sie das Ganze kurz auf. Essen Sie diese Suppe vom Tag Ihres Eisprungs bis zur einsetzenden Blutung einmal täglich vor einer Hauptmahlzeit.

Heidelbeer-Kräuter-Wein

1 Teil Heidelbeeren
⅓ Teil Schafgarbe
⅓ Teil Weinraute
⅓ Teil Diptam
1 l Wein
Gewürznelken
Pfeffer
Honig nach Belieben

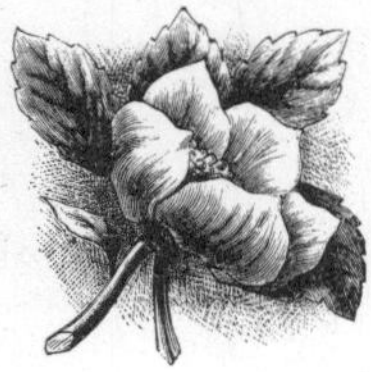

Zerstoßen Sie die Heidelbeeren zusammen mit der Schafgarbe, der Weinraute und dem Diptam in einem Mörser, geben Sie die Kräutermischung in den Wein und lassen Sie das Ganze aufkochen. Anschließend fügen Sie nach Belieben einige Gewürznelken, eine Prise Pfeffer und etwas Honig zum Süßen hinzu und kochen die Mischung noch einmal auf. Sieben Sie die festen Zutaten ab und füllen Sie den Heidelbeer-Kräuter-Wein noch heiß in eine Flasche ab. Trinken Sie täglich auf nüchternen Magen und nach dem Frühstück jeweils ein Likörglas.

Prämenstruelles Syndrom (PMS)

Das prämenstruelle Syndrom umfasst eine ganze Reihe von Einzelsymptomen, die bei vielen Frauen einige Tage vor dem Beginn der Monatsblutung auftreten können. Dazu gehören auch Schmerzen bzw. ein unangenehmes Ziehen im Unterleib sowie Magen-Darm-Beschwerden, die man laut Hildegard mit folgender Salbe lindern kann:

Mutterkrautsalbe

100 g Butter
20 ml Mutterkrautpflanzenbrei oder 2 El Mutterkrautsaft-Urtinktur

Erwärmen Sie die Butter leicht und rühren Sie das Mutterkraut sorgfältig unter. Trennen Sie das entstehende Wasser ab. Mit der Salbe massieren Sie mehrmals täglich den Unterleib.

Menopause

Vielen Frauen machen die hormonellen Veränderungen in den Wechseljahren körperlich und seelisch sehr zu schaffen. Manche Frauen leiden mehr darunter als andere, und auch die Dauer der Umstellung ist höchst unterschiedlich: Während einige Frauen schon nach etwa einem Jahr kaum noch etwas merken, dauert diese Phase bei anderen zehn Jahre und länger.

Typische Wechseljahrsbeschwerden sind starke Stimmungsschwankungen, die durch die nachlassende Produktion der Hormone Östrogen und Progesteron ausgelöst werden, Hitzewallungen, Schweißausbrüche, Blasenschwäche, Schlafstörungen, Gewichtszunahme sowie ein zunehmender Abbau der Knochensubstanz.

Zur Linderung der unangenehmen Hitzewallungen und Schweißausbrüche empfiehlt Hildegard, die das Ganze ja am eigenen Leib erfahren hat, folgende Mittel:

Hitzewallungen und Schweißausbrüche

Gegen die unangenehmen Hitzewallungen, die meist mit einer starken Schweißabsonderung einhergehen, hat sich laut Hildegard ein Salbeibad bewährt. Salbei ist übrigens auch in der modernen Pflanzenheilkunde für seine schweißhemmende Wirkung anerkannt.

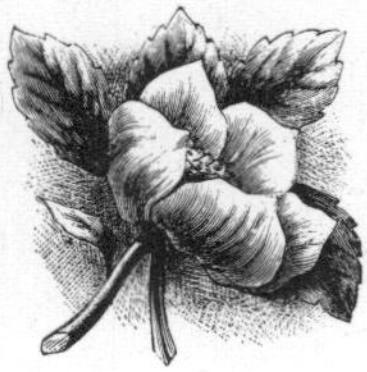

Salbeibad

1 Hand voll Salbeiblätter
Wasser

Geben Sie die Salbeiblätter in kochendes Wasser und lassen Sie alles etwa 15 Minuten ziehen. Anschließend seihen Sie die Blätter ab und geben den Sud in das warme Badewasser.

Rautetee

1 Tl Rautepulver oder einige Rautestückchen
Wasser

Geben Sie das Rautepulver bzw. die Rautestücke in eine Tasse, überbrühen Sie das Ganze mit kochendem Wasser und lassen Sie es zwei bis drei Minuten ziehen. Trinken Sie täglich eine bis zwei Tassen des Tees.

Weitere Frauenleiden

Ausfluss

Bei vermehrtem bzw. übermäßigem Sekretausfluss aus der Scheide hat sich das Hirschzungenelixier bewährt:

Hirschzungenelixier
6 g Hirschzungenfarnkraut
1 l Wein
100 g Honig
5 g langer Pfeffer *(Piper longum)*
20 g Zimtrinde

Kochen Sie das Hirschzungenfarnkraut im Wein auf. Geben Sie den Honig hinzu und kochen Sie das Ganze ein weiteres Mal auf. Anschließend fügen Sie Pfeffer und Zimt hinzu und kochen die Mischung ein drittes Mal auf.
Dann filtern Sie das Elixier ab und füllen es in eine sterile Flasche. Trinken Sie dreimal täglich nach dem Essen ein Likörglas.

Bauchkrämpfe

Wer unter gelegentlichen Bauchkrämpfen leidet, kann laut Hildegard durch die Mutterkrautsuppe Erleichterung erhalten.

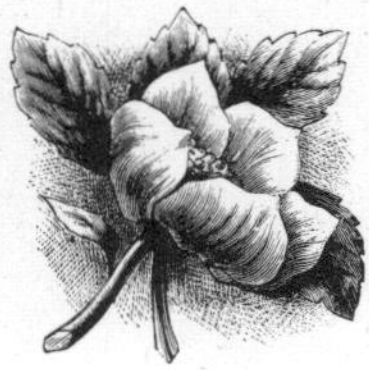

Mutterkrautsuppe

5 Mutterkrautblätter (gehackt) oder 1 Tl Mutterkrautsaft
1 Msp. Bertram
1 Msp. Salz
1 El Butter
1 El Dinkelgrieß oder Dinkelmehl
250 ml Wasser

Geben Sie alle Zutaten zusammen in einen Topf und lassen Sie sie unter Rühren aufkochen, bis eine sämige Suppe entsteht. Essen Sie die Suppe bei Bauchkrämpfen zwei- bis dreimal pro Woche.

Blasenentzündung, Reizblase

Bei einer Blasenentzündung soll die Betroffene viel trinken, damit der Urogenitaltrakt gut durchgespült wird. Hier hat sich der Birkenblättertee bewährt.

Birkenblättertee

1 El Birkenblätter (getrocknet und zerkleinert)
250 ml Wasser

Geben Sie die Birkenblätter in eine Tasse und gießen Sie sie mit kochendem Wasser auf. Lassen Sie den Tee zugedeckt zehn Minuten ziehen und dann etwas abkühlen. Trinken Sie ihn täglich warm in kleinen Schlucken.

Eine Reizblase ist häufig auf eine Schwäche der Beckenbodenmuskulatur zurückzuführen. Durch gezieltes Beckenbodentraining kann man dieses Problem in den meisten Fällen wieder gut in den Griff bekommen. Zusätzlich hilft der Schafgarbentee aus der Hildegard-Heilkunde:

Schafgarbentee

1 El Schafgarbenkraut

250 ml Wasser

Geben Sie das Schafgarbenkraut in eine Tasse und gießen Sie es mit kochendem Wasser auf. Lassen Sie den Tee einige Minuten ziehen. Trinken Sie über den Tag verteilt einige Tassen warm in kleinen Schlucken.

Depressive Verstimmungen

Jeder Mensch hat schon einmal unter einer depressiven Verstimmung gelitten. Wir fühlen uns müde, abgeschlagen, lustlos und erschöpft. Gerade heutzutage, in Zeiten von vermehrtem Stress und Hektik, kommen die Erholungsphasen oft viel zu kurz – und das besonders bei Frauen, die neben dem Beruf häufig auch noch Familie und Kinder betreuen müssen. Bei diesen zeitweiligen Phasen der Niedergeschlagenheit können pflanzliche Mittel gut für Abhilfe sorgen.

Johanniskrauttee

1 Tl Johanniskraut

Wasser

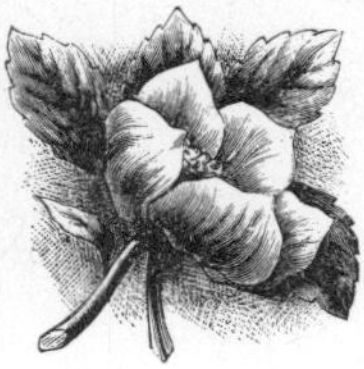

Übergießen Sie das Johanniskraut mit kochendem Wasser und lassen Sie das Ganze zehn Minuten ziehen, bevor Sie den Tee abseihen. Trinken Sie zweimal täglich eine Tasse.

Weitere Kräuter, die man gut als Tee zur Entspannung und Beruhigung zubereiten kann, sind Lavendel, Melisse und Baldrian.

Entzündungen im Genitalbereich

Durch die Nähe zur Harnröhre und zum After siedeln sich am Scheideneingang schnell Keime an, die zu Entzündungen führen können, vor allem bei mangelhafter Hygiene. Das empfindliche Milieu der Scheidenschleimhaut reagiert auch schnell auf äußere Reize, z. B. auf übertriebene Hygiene mit scharfen Waschmitteln. Verursacht wird die so genannte Vaginitis meistens durch Pilze, Bakterien oder auch Viren. Erste Anzeichen für eine Entzündung sind meist Jucken oder Brennen im Genitalbereich sowie Schmerzen beim Geschlechtsverkehr oder beim Wasserlassen. Bei diesen Anzeichen sollte man sich umgehend in ärztliche Behandlung begeben, damit die Keime nicht weiter nach oben wandern und sich in den Eileitern oder der Gebärmutter ansiedeln. Zur Unterstützung der schulmedizinischen Behandlung haben sich vor allem Sitzbäder mit Heilpflanzenextrakten bewährt. Auch Hildegard von Bingen empfahl schon Unterleibsbäder bei derartigen Beschwerden. Heilpflanzen wie Ringelblume, Salbei, Kamille und Schafgarbe sind besonders wirksam.

Entzündungshemmender Badezusatz

10 g Taubnesselblüten
10 g Frauenmantel
10 g Brombeerblätter
10 g Salbei
1 l Wasser

Geben Sie die Kräuter das kochende Wasser und lassen Sie das Ganze zehn Minuten ziehen. Anschließend seihen Sie es ab und geben den Sud in eine Sitzwanne, die mit zehn Litern warmem Wasser gefüllt ist.

Ringelblumensitzbad

100 g Ringelblumenblüten (entkelcht)
2 l Wasser

Geben Sie die Ringelblumenblüten in das kalte Wasser und lassen Sie das Ganze aufkochen. Anschließend seihen Sie die Blüten ab und geben den Sud in eine Sitzwanne, die mit acht Litern warmem Wasser gefüllt ist. Sitzbäder sollten mehrmals am Tag durchgeführt werden. Anschließend darf man sich nicht waschen, da die Pflanzenwirkstoffe auf der Haut verbleiben sollen.

Anstelle des Sitzbades kann man auch einen Umschlag machen:

Ringelblumenumschlag

4 El Ringelblumenblüten
500 ml Wasser

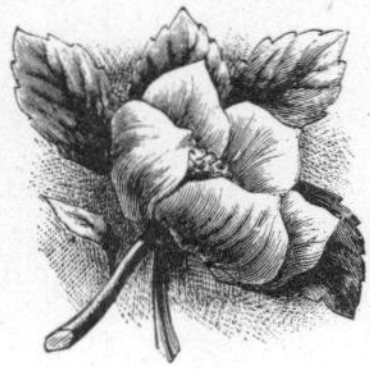

Geben Sie die Blüten in das Wasser und lassen Sie das Ganze aufkochen. Anschließend seihen Sie die Blüten ab und lassen den Sud erkalten. Tränken Sie ein Leinentuch in der kalten Flüssigkeit und legen Sie zwei- bis dreimal täglich einen frischen Umschlag auf die entzündeten Stellen.

Gebärmutterentzündungen

Gebärmutterentzündungen sollte man niemals auf die leichte Schulter nehmen. Zur Unterstützung der konventionellen Behandlung können aber einige Mittel aus der Hildegard-Heilkunde beitragen. Neben dem bereits erwähnten Hirschzungenelixier ist das vor allem die Kamillensalbe:

Kamillensalbe
1 Hand voll Kamillenblüten
100 g Butter

Zerstoßen Sie die Kamillenblüten in einem Mörser und rühren Sie sie sorgfältig unter die erwärmte Butter. Massieren Sie die entstandene Salbe mehrmals täglich vorsichtig in den Unterbauch ein.

Schlafstörungen und Nervosität

Wer schlecht schläft, kann den neuen Tag nicht kraftvoll und ausgeruht angehen. Gelegentlich leidet fast jeder unter Einschlaf- oder Durchschlafstörungen, aber wenn die Ausnahme zur Regel wird, ist die körperliche und geistige Gesundheit mit der Zeit ernsthaft in Gefahr. Der Mensch braucht den Schlaf zur Regeneration all seiner körperlichen und geistigen Funktionen. Es scheint, dass besonders Frauen anfällig für Schlafstörungen sind. Auch Hildegard von Bingen kannte das Problem der Schlaflosigkeit bereits. Sie schrieb dazu: »Wer wegen irgendeiner Störung nicht schlafen kann, soll im Sommer Fenchel und zweimal so viel Schafgarbe nehmen, kurz in Wasser kochen, danach das Wasser auspressen und die warmen Kräuter auf die Schläfen, die Stirn und den Kopf auflegen und darauf mit einem Tuch festbinden.«

Einschlaftee

1 Tl Hornklee (getrocknet)
Wasser

Geben Sie den getrockneten Hornklee in eine Tasse und übergießen Sie ihn mit kochendem Wasser. Lassen Sie das Ganze zehn Minuten ziehen und seihen Sie den Tee dann ab. Trinken Sie täglich vor dem Schlafengehen eine Tasse Hornkleetee in kleinen Schlucken.

Schmerzen in der weiblichen Brust

Viele Frauen verspüren vor und manchmal auch während der Monatsblutung ein unangenehmes Spannungsgefühl und Ziehen in den Brüsten. Hildegard hatte dagegen einige gute Mittel parat:

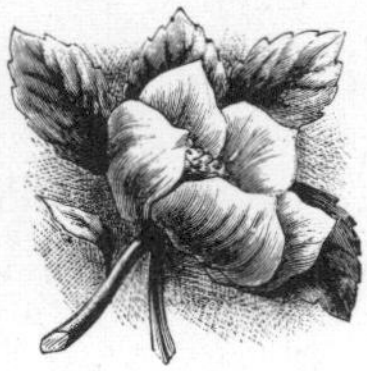

Veilchensalbe

10 g Olivenöl
30 g Schweineschmalz
5 g Veilchentinktur

Erwärmen Sie das Olivenöl zusammen mit dem Schweineschmalz und vermischen Sie die beiden Fette gut miteinander. Träufeln Sie nun langsam die Veilchentinktur hinein und verrühren Sie alles miteinander, bis sich eine Salbe bildet. Füllen Sie diese in einen kleinen Tiegel ab. Bewahren Sie die Salbe im Kühlschrank auf und reiben Sie sich mehrmals täglich vorsichtig die Brüste damit ein.

Weißkohlauflage

Plätten Sie einige rohe Weißkohlblätter und legen Sie sie in mehreren Schichten auf die Brüste. Fixieren Sie die Blätter mit einem Tuch und lassen Sie das Ganze eine bis zwei Stunden einwirken.

Schwangerschaft, schwierige

Risikoschwangerschaften gehören immer unter ärztliche Aufsicht, um das Leben von Mutter und Kind nicht zu gefährden. In der Hildegard-Heilkunde gibt es aber ein Mittel, das sich bei problematischen Schwangerschaften schon oft bewährt hat:

Hainbuchensprossensuppe

1 El Hainbuchensprossen (gehackt) oder 1 Tl Hainbuchensaft-Urtinktur
250 ml Milch
1 Ei
1 El Dinkelgrieß

Kochen Sie die Sprossen in der Milch fünf Minuten lang und sieben Sie sie anschließend ab. Geben Sie dann das Ei und den Grieß hinzu. Essen Sie die Suppe einmal täglich.

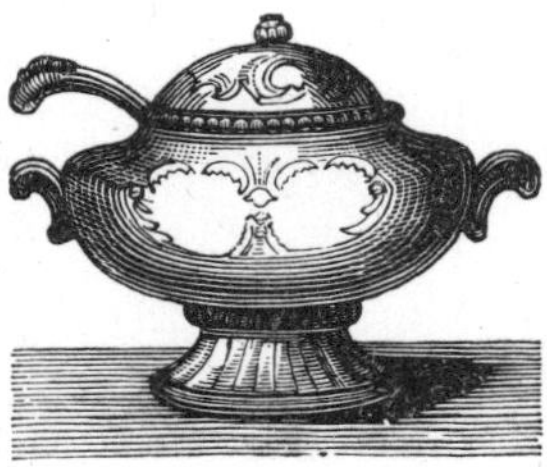

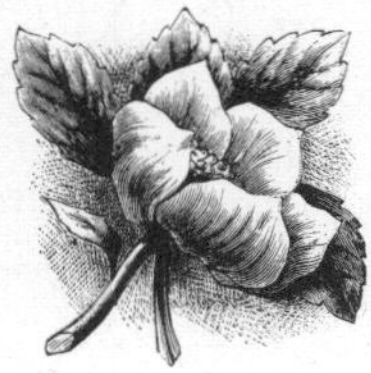

Hildegards Behandlungsmethoden

Hildegard beschreibt in ihren Werken verschiedene Behandlungsmethoden, von denen uns einige heute wohl eher archaisch vorkommen. Einige werden gar nicht mehr oder nur noch selten angewendet, z. B. das Brennen, während Badekuren im Wellness-Bereich zunehmend beliebt werden und das Schröpfen seinen festen Platz in der Alternativmedizin gefunden hat.

Aderlass

Der Aderlass ist eine der ältesten medizinischen Behandlungsformen überhaupt. Im Mittelalter wurde er bei allen möglichen Erkrankungen eingesetzt – man konnte ihn beinahe schon als universelle Behandlungsmethode bezeichnen. Der Glaube an den Nutzen des Aderlasses beruhte auf zwei damals gängigen Annahmen, nämlich dass sich das Blut in den Gliedern stauen und »schlecht« werden könnte und dass Krankheiten durch ein Ungleichgewicht der Säfte im Körper hervorgerufen wurden, das durch einen Aderlass behoben werden kann. Hildegard von Bingen selbst schrieb darüber: »Wenn die Gefäße des Menschen voller Blut sind, müssen sie durch einen Einschnitt vom schädlichen Schleim und Verdauungssaft gereinigt werden …« Hildegard warnte aber auch davor, einen Menschen zu früh oder zu oft zur Ader zu lassen: Ein Aderlass sollte bei beiden Geschlechtern nicht vor dem 15. Lebensjahr durchgeführt werden und bei Männern nicht mehr nach dem 80. Lebensjahr. Frauen profitieren ihrer Ansicht nach aber das ganze Leben lang von seiner heilsamen Wirkung.

Wie oft ein Aderlass durchgeführt werden darf, hängt auch sehr von der allgemeinen Konstitution des Kranken ab. Ein grundsätzlich kräftiger und vitaler Mensch verträgt die Behandlung natürlich besser als sein ohnehin kränklicher, schwächlicher Zeitgenosse. Im Mittelalter wurden Aderlässe meist von Badern oder, wenn verfügbar, Ärzten durchgeführt. Sie benutzten ein Messer zum Anritzen der Ader.

Aderlässe sollten hauptsächlich an der Kopfader, der Mittelader oder der Leberader erfolgen, weil diese Adern die Grundlage des gesamten Adernsystems darstellen und mit allen kleinen Blutgefäßen verbunden sind. Ein Aderlass aus einer dieser Adern reinigte deshalb die kleineren Blutgefäße gleich mit. Heutzutage sollten Aderlässe nur von erfahrenen Ärzten oder speziell ausgebildeten Heilpraktikern durchgeführt werden. Das Blut wird dabei mithilfe einer großen Kanüle aus einer Vene entnommen, und zwar 50–500 ml. Als Behandlungsmethode empfiehlt sich der Aderlass heute nur noch bei sehr wenigen Krankheiten, z. B. der Hämochromatose, einer Erkrankung, bei welcher der Eisenstoffwechsel gestört ist. Der Aderlass wird dazu verwendet, regelmäßig den Eisengehalt im Körper zu senken.

Schröpfen

Das Schröpfen ist eine traditionelle Behandlungsmethode, die heute noch häufig in der Alternativmedizin zum Einsatz kommt. Hildegard schrieb über das Schröpfen: »Wessen Augen sich infolge schädlicher Säfte verschlechtern oder geschwürig sind, oder wessen Fleisch um die Augen herum hervortritt, soll hinter den Ohren und im Genick mit Schröpfhörnern oder Schröpfköpfen ein wenig Blut entnehmen und dies drei- oder viermal im Jahr tun …« Das Schröpfen eignet sich Hildegards Ansicht nach besonders gut für Kinder und Jugendliche, bei denen noch kein Aderlass durchgeführt werden darf.

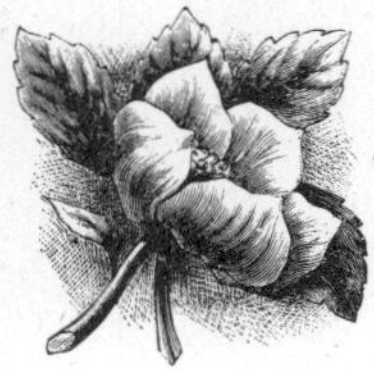

Beim Schröpfen wird mithilfe einer Glasglocke, in der ein Vakuum erzeugt wird, Blut aus dem Bindegewebe abgeleitet. Auf diese Weise wird die Umgebung besser durchblutet. Eine Schröpfbehandlung kann z. B. sehr gut bei akuten Schmerzen, egal ob es sich um Rückenschmerzen oder Kopfschmerzen handelt, durchgeführt werden, da der Schmerz dadurch meist rasch vergeht. Bei dem Schröpfen, das in der Hildegard-Heilkunde durchgeführt wird, handelt es sich um das so genannte blutige Schröpfen. Dabei wird die Haut ganz leicht angeritzt, bevor der Schröpfkopf aufgesetzt wird.

Neben einer verstärkten Durchblutung erreicht man auch den Abbau eines eventuellen Lymphstaus sowie die Verringerung von Verspannungen.

In der Alternativmedizin wird das Schröpfen heute bei einer Vielzahl von Erkrankungen angewendet, etwa bei Migräne, Rheuma, Hexenschuss, Bandscheibenproblemen und Bluthochdruck. Aus schulmedizinischer Sicht ist die Heilwirkung des Schröpfens nicht bewiesen.

Brennen

Das Brennen ist aus heutiger Sicht eine der am wenigsten zeitgemäßen Behandlungsmethoden und wird – in der Form, wie Hildegard von Bingen sie beschreibt – auch nicht mehr angewendet. Hildegard schreibt darüber Folgendes: »Das Brennen, also die Verwendung eines Brenneisens, ist jederzeit gut und von Vorteil, da es, wenn es vorsichtig erfolgt, die schlechten Flüssigkeiten und schleimigen Säfte unter der Haut verringert …« Außerdem warnt sie davor, das Brennen zu häufig und zu lange auf einmal durchzuführen, da sonst eiternde Wunden entstehen. Als Brennmittel werden von ihr der Zunderschwamm, das Sindelbaummark und Leinentücher empfohlen, da diese beim Brennen die Haut nicht durchdringen.

Aus heutiger Sicht ist die Moxa-Therapie wohl diejenige Behandlungsmethode, die dem Brennen am nächsten kommt. Dabei werden Brennkegel, die meist aus Beifuß bestehen, über Akupunktur- oder Schmerzpunkten abgebrannt. Anstelle der Brennkegel kann man auch speziell beschichtete Wärmepflaster verwenden.

Die Moxa-Therapie (oder Moxibustion) hat vor allem in der Traditionellen Chinesischen Medizin (TCM) eine große Bedeutung, kommt aber auch bei anderen alternativen Medizinformen zum Einsatz. Durch die Wärme werden an den behandelten Stellen die Durchblutung und der Stoffwechsel angeregt. Außerdem stimuliert der Wärmereiz das körpereigene Immunsystem. Die Moxibustion darf nicht im Gesicht, am Kopf oder in der Nähe von Schleimhäuten durchgeführt werden.

Bäder

Die vierte Behandlungsform, die Hildegard in ihren Werken erwähnt, ist die Badekur. Diese empfiehlt sie aber vor allem für sehr magere Menschen, da dicke Menschen innerlich ohnehin schon warm und feucht seien: »Es ist für einen Menschen nicht von Vorteil, oft im Wasser zu baden, es sei denn, er ist mager und dürr (...); ein solcher soll im Wasser baden, damit er seinem Körper Wärme und Feuchtigkeit verschafft (...); Menschen, die fettes Fleisch haben, schaden Wasserbäder, weil sie innerlich ohnehin schon warm und feucht sind und ihrem Körper schaden, wenn sie ihm noch mehr Wärme und

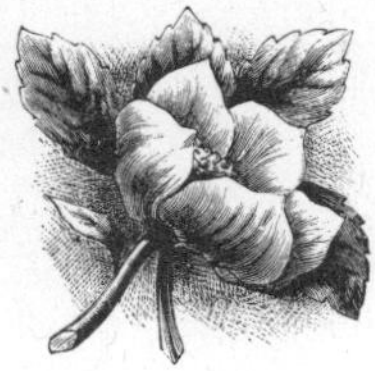

Feuchtigkeit zuführen …« Diese Menschen sollen lediglich selten baden, um den Schmutz abzuwaschen.

Bei der Auswahl des Badewassers legt Hildegard strenge Maßstäbe an, da nur Wasser, das gut zum Trinken ist, auch gut zum Baden ist. Für dicke Menschen empfiehlt Hildegard wiederum Schwitzbäder, da diese die überreichlichen Säfte in ihm verringern. Außerdem empfiehlt sie Dampfbäder für Menschen, die unter Gicht leiden.

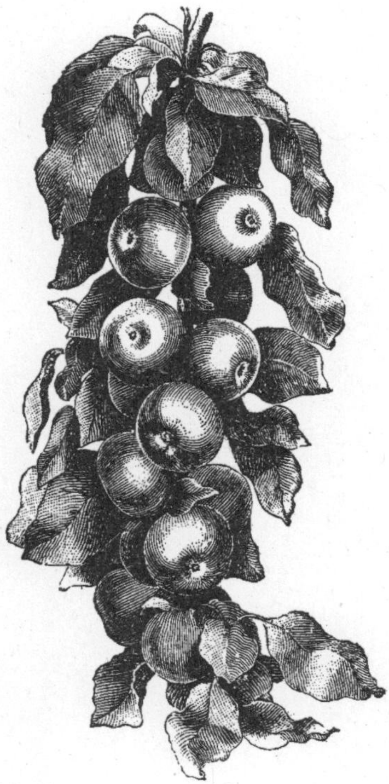

Gesunde Ernährung nach Hildegard von Bingen

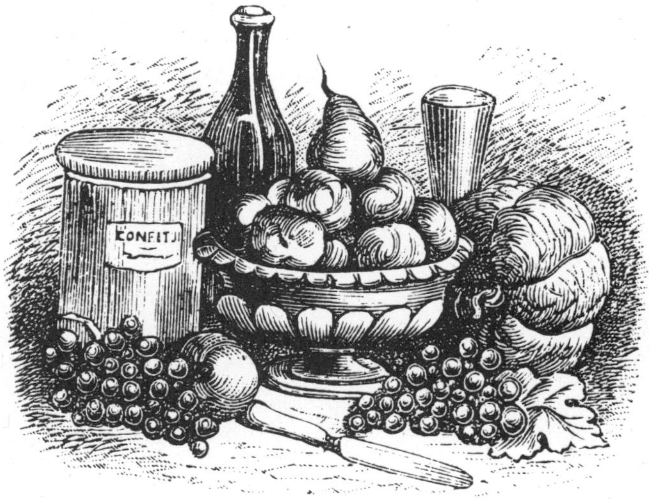

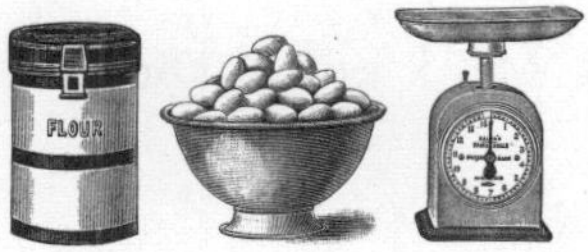

Neben den Heilpflanzen war das wichtigste Heilmittel Hildegards eine gesunde, maßvolle Ernährung. Vieles von dem, was sie damals als gut und richtig propagierte, ist heute widerlegt, insbesondere was den Nährwert und Vitamingehalt vieler Nahrungsmittel angeht. Und vieles von dem, was heute ein wichtiger Bestandteil einer gesundheitsbewussten Ernährung geworden ist, konnte Hildegard in ihr Ernährungsprogramm nicht einbeziehen, da man diese Lebensmittel – z. B. Tomaten, Kartoffeln, Paprika und viele exotische Früchte – im Mittelalter in Deutschland noch gar nicht kannte. Deshalb kritisieren viele Ernährungsexperten ihre Diätetikratschläge als nicht mehr zeitgemäß, und sicher haben sie damit zum Teil auch Recht. Trotzdem ist ihre grundsätzliche Ernährungslehre durchaus immer noch wertvoll und richtig. Man muss sie nur entsprechend an die heutige Zeit anpassen.

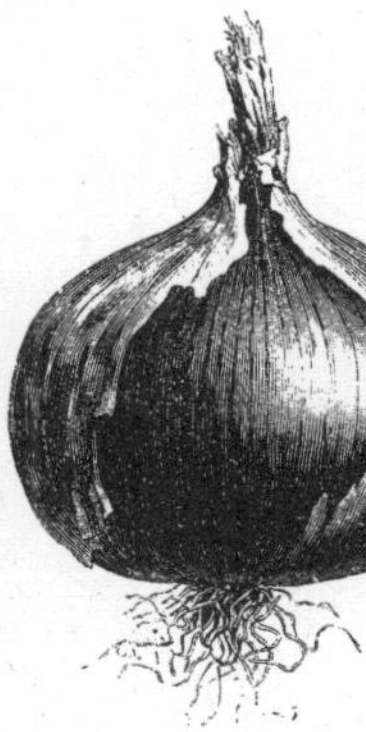

Die Grundlagen der Ernährungslehre

Hildegards Ernährungslehre, die sie selbst übrigens nie als solche betrachtete, basiert auf drei Grundregeln:

1. Beim Essen soll man die Heilkräfte und Wirkungen der Nahrungsmittel beachten.

2. Man soll seinen Körper regelmäßig entschlacken, damit sich die unerwünschten Rückstände auflösen.

3. Man soll in einem harmonischen Rhythmus aus Ruhe und Aktivität leben, damit die gesunde Ernährung ihre positive Wirkung entfalten kann.

Die wichtigste Aussage, die Hildegard von Bingen über die Ernährung tätigte, ist Folgende: »Eure Lebensmittel sollen Heilmittel und eure Heilmittel Lebensmittel sein.« So wahr diese Aussage vor 900 Jahren war, so wahr ist sie auch heute noch – und vielleicht sogar wichtiger denn je. In einer Zeit, in der den meisten Menschen in den Industrienationen ein derartiges Überangebot an Nahrungsmitteln aller Art zur Verfügung steht, haben viele von ihnen völlig verlernt, was es bedeutet, sich bewusst und gesund zu ernähren. Bei Hildegard war die gesunde Ernährung ein integrales Element ihres ganzheitlichen Weltbildes.

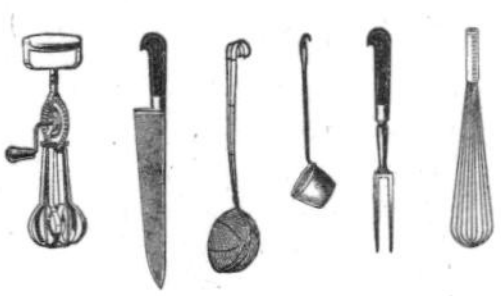

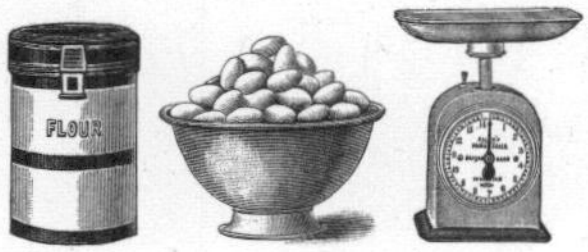

Das Heilfasten

Bereits seit Jahrtausenden wird in unzähligen Kulturen auf der ganzen Welt das Fasten praktiziert – meist aus religiösen oder spirituellen Gründen. Es ist auch ein wichtiger Bestandteil in Hildegards Ernährungskonzept, da es nicht nur den Körper reinigt und entschlackt, sondern auch die Seele von ihren Lasten befreit. Das Fasten hat, wenn es richtig gemacht wird, viele positive Effekte auf den Körper, wobei die Gewichtsabnahme nur einer von vielen ist. Der gesamte Verdauungsapparat wird entlastet und hat Zeit, sich zu regenerieren. Der Stoffwechsel muss auf seine im Körper eingelagerten Reserven zurückgreifen, da kein Energienachschub von außen mehr kommt. Das führt nicht nur zum Fettabbau, sondern auch zum Ausschwemmen von Stoffwechselschlacken und anderen Rückständen, die sich zum Teil schon über Jahre im Körper angesammelt haben. Da die sonst mit der Verdauung beschäftigten Organe nicht mehr so viel Blutzufuhr benötigen, wird auch die Arbeit von Herz und Kreislauf erleichtert.

In der Hildegard-Heilkunde muss man zwischen drei Fastenkuren unterscheiden, die unterschiedlich streng sind: das Dinkelfasten, die Dinkel-Reduktionskur und das so genannte Hildegard-Fasten. Dinkel hat, wie man bereits anhand der Namen sieht, eine große Bedeutung in der Hildegard-Ernährung. Die einfachste Form des Heilfastens nach Hildegard von Bingen ist das Dinkelfasten. Eine Kur dauert etwa vier bis sechs Wochen, und in dieser Zeit nimmt man täglich drei Mahlzeiten zu sich, die nur aus Dinkel, Gemüse und Obst bestehen. Fleisch, Fisch, Milchprodukte, Genussgifte aller Art (Schokolade, Alkohol, Koffein, Nikotin usw.) und Ähnliches sind verboten. Dinkel kann man in Form von Dinkelbrot, Dinkelbrötchen, Dinkelnudeln, Dinkelgrieß, Dinkelbrei, Dinkelsuppe usw. essen. Ergänzt wird das Ganze mit Obst und Gemüse, wobei man allerdings darauf achten sollte, auf saisonale und regionale Waren zurückzugreifen.

Die zweite Art des Fastens, eine Dinkel-Reduktionskur, kann man problemlos über mehrere Monate hinweg durchführen, da man hierbei im zweitägigen Wechsel die Reduktionskost und die »normale« Hildegard-Ernährung zu sich nimmt. An den Hildegard-Tagen isst man eine normal portionierte, abwechslungsreiche Mischkost, bestehend aus Getreide, Gemüse und Obst, aber auch Fleisch, Fisch und Milchprodukten, wobei Letztere eher als Beilage und nicht als Hauptbestandteil der Mahlzeit dienen sollten.

An den Tagen mit der Reduktionskost nimmt man nur Dinkelbrot, Dinkelkaffee und Fencheltee zu sich, wobei zum Mittagessen auch eine Salatbeilage erlaubt ist. Auf alle anderen Nahrungsmittel verzichtet man an diesen Tagen.

Wie Sie bereits gesehen haben, geht es bei diesen beiden Fastenformen tatsächlich nicht um das Hungern, sondern schlicht um den Verzicht bzw. teilweisen Verzicht auf ungesundere Nahrungsmittel. Das ist bei der dritten Fastenform anders.

Das Hildegard-Fasten ist die strengste der drei Fastenformen der Hildegard-Ernährung und sollte daher auch nicht länger als acht bis zehn Tage durchgeführt werden. In dieser Zeit nimmt man keinerlei feste Nahrung zu sich.

Getrunken werden dürfen Fenchel- und andere Kräutertees, Dinkelkaffee und Obstsäfte (vor allem Apfel- und Traubensaft). Ergänzend steht eine Dinkelgrieß-Gemüsesuppe zur Auswahl. Diese Getränke und die Suppe sind vor allem basisch, um den bei den meisten Menschen übersäuerten Körper wieder ins Säure-Basen-Gleichgewicht zu bringen. Es ist die Zeit, um einmal richtig in sich hineinzuhören und ganz bewusst auf Körper und Seele zu achten.

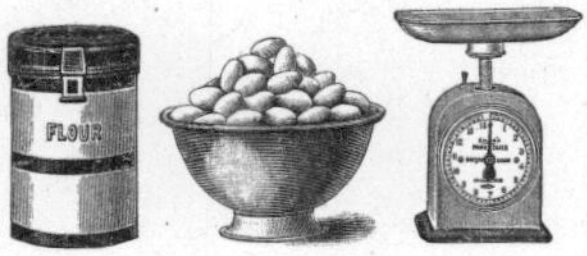

Bevor das eigentliche Fasten beginnt, gibt es zwei so genannte Einleitungstage, an denen der Körper auf den Nahrungsverzicht vorbereitet wird, indem man erst einmal auf eiweißreiche Nahrungsmittel, auf alle Genussgifte und – wenn irgendwie möglich – auch auf alle Medikamente verzichtet.

Zusätzlich wird der Darm mit einem milden Abführmittel auf Ingwerbasis gereinigt. Zu Beginn einer Fastenkur kann es übrigens zu einigen mehr oder weniger unangenehmen Begleiterscheinungen wie schlechtem Körpergeruch, Mundgeruch, Durchfall, Schweißausbrüchen und Hautausschlägen kommen. Keine Sorge, das ist sind völlig normale Anzeichen dafür, dass sich der Körper entgiftet.

Das Heilfasten ist bei vielen Erkrankungen hilfreich, hat sich aber besonders bei chronischen Erkrankungen bewährt. Wichtig ist es immer, eine Fastenkur (vor allem, wenn es um das Hildegard-Fasten geht) vorher mit seinem Arzt abzustimmen und bei Bedarf auch während des Fastens unter ärztlicher Aufsicht zu bleiben. Heilfastenkuren werden z. B. in vielen Kurkliniken angeboten. Ganz wichtig ist neben dem eigentlichen Fasten auch eine leichte körperliche Bewegung und Entspannung. Die Fastenzeit ist eine Zeit der Erneuerung, in der man seinem Körper und seiner Seele die Chance gibt, sich von Grund auf zu erholen. Lassen Sie es also ruhig angehen und genießen Sie diese Zeit ganz bewusst.

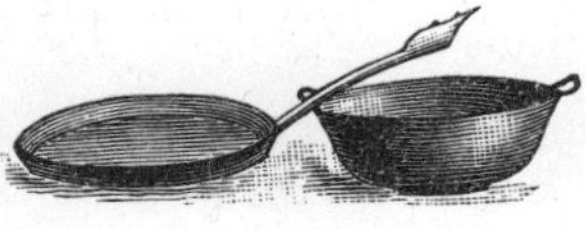

Nahrungsmittel der Hildegard-Ernährung

Für eine Ernährung nach Hildegard von Bingen braucht man keine komplizierten, exotischen Zutaten. Man verwendet leichte, gesunde Nahrungsmittel, vorzugsweise in Bioqualität und, zur Vermeidung langer Transportwege, aus der Region. Einige ihrer ernährungstechnischen Erkenntnisse und Ansichten sind zwar nicht mehr zeitgemäß oder wurden längst widerlegt (Stichwort: Rohkost), grundsätzlich handelt es sich aber um eine gesunde Ernährungsweise, die sich im Alltag leicht verwirklichen lässt.

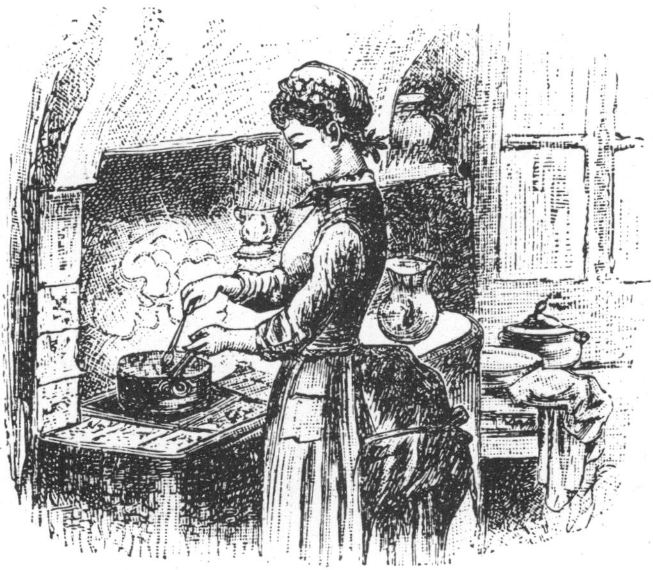

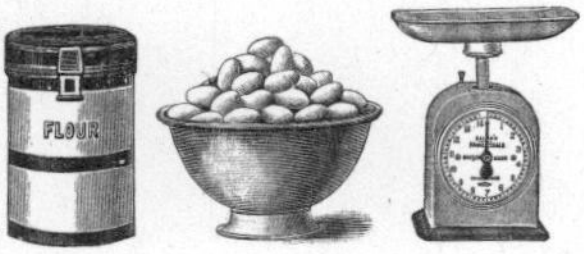

Getreide

Noch vor gar nicht langer Zeit war Getreide auf der ganzen Welt das Nahrungsmittel Nummer eins. In Europa ernährte man sich hauptsächlich von Roggen, Weizen, Hafer und Gerste, in Afrika von Hirse, in Asien von Reis und in Mittel- und Südamerika von Mais.

In vielen Ländern, vor allem in der Dritten Welt, ist das auch heute noch der Fall. Jede Getreidesorte enthält Kohlehydrate, Eiweiß, Fett, Mineralien, Vitamine und Faserstoffe, jeweils in einer anderen Zusammensetzung. Ernährungstechnisch wertvoll sind sie aber alle. Im letzten Jahrhundert nahm der Getreidekonsum in Europa jedoch immer weiter ab, bis Getreide schließlich fast nur noch in Form von Brot konsumiert wurde – und hierbei zu einem hohen Prozentsatz in stark verarbeiteter Form als Weißbrot. Heute erlebt es im Rahmen der immer beliebteren Vollwertküche eine Art Renaissance.

Dinkel

Dinkel war für Hildegard von Bingen die wertvollste aller Getreidesorten. Er ist eine sehr genügsame, winterharte Pflanze, die praktisch keine Düngung benötigt. Die Dinkelkörner sind einzeln von einem harten Spelz umgeben, der erst mühsam entfernt werden muss, weshalb Dinkel kein wirklich rentables Anbauprodukt ist und heute vorwiegend von Biobauern gepflanzt wird. Der große Vorteil des Dinkels ist nämlich, dass er im Verhältnis zu anderen Getreidesorten kaum von Umweltgiften belastet ist, da der Großteil bereits mit dem Spelz entfernt wird. Dinkel kann wie Weizen verarbeitet werden.

Gerste

Die robuste Gerste ist eng mit dem Roggen und dem Weizen verwandt, wird hierzulande heute aber fast nur noch zum Bierbrauen oder als Viehfutter verwendet. Da Bier auch im Mittelalter schon ein beliebtes Getränk war, schätzte Hildegard die Gerste in erster Linie aus diesem Grund. Als Nahrungsmittel wurde sie von ihr allerdings schon damals als wenig wertvoll angesehen.

Hafer

Auch Hafer erfreut sich in der Hildegard-Heilkunde eines hohen Stellenwerts, ist jedoch weitaus schwerer verdaulich als Dinkel. Daher empfiehlt Hildegard ihn eher als Nahrungsmittel für gesunde Menschen und rät Kranken und Schwachen vom Verzehr ab. Bis ins 18. Jahrhundert hinein war Hafer neben Roggen eines der wichtigsten Grundnahrungsmittel in den nördlichen Gebieten Europas, vor allem in Skandinavien. Heutzutage ist Hafer als Grundbestandteil nahezu aller Müslisorten sprichwörtlich wieder in beinahe jedermanns Munde.

Hirse

Hirse war in Deutschland und im Osten Europas lange Zeit ein wichtiges Getreide zur Herstellung von Getreidebrei, wurde aber im Lauf der Jahre vom Weizen immer mehr verdrängt. Nachdem auch Kartoffeln und Mais ihren Weg nach Europa gefunden hatten, wurde die Hirse als Grundnahrungsmittel nahezu bedeutungslos. In Afrika gehört sie jedoch auch heute noch zu den wichtigsten Nahrungsmitteln. In der Hildegard-Ernährung spielt sie keine große Rolle.

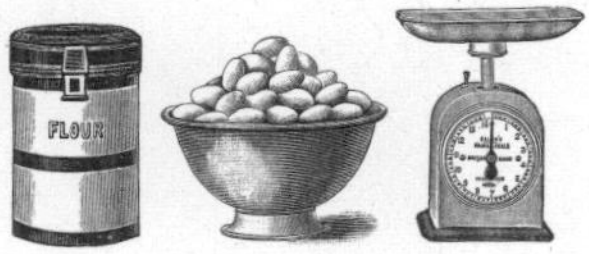

Roggen

Zu Hildegards Lebzeiten war der Roggen das am meisten gegessene Getreide. Bereits damals wurde der Roggen als Schlankmacher empfohlen, da er nur einen minimalen Prozentsatz an Fett enthält.

Da er aber relativ schwer verdaulich ist, sollten Menschen mit Magenproblemen laut Hildegard besser darauf verzichten. Bei uns wird Roggen heute in erster Linie in Form von Roggenbrot verzehrt.

Weizen

Weizen ist heute das weltweit am häufigsten angebaute Getreide, weil es mit Abstand das ertragreichste ist – und das, obwohl Weizen eigentlich eine recht anspruchsvolle Pflanze ist. Insgesamt gibt es gut 12.000 Weizensorten! Weizen ist der Grundstoff schlechthin für unser Brot – allerdings fehlen ihm in dieser Phase bereits fast alle wichtigen Vitalstoffe wie Kleie und Keime. Weizenmehl wird nämlich fast nur als wertloses Auszugsmehl verwendet, und zwar nicht erst in unserer Zeit. Bereits im Mittelalter war feines Weißbrot eine Delikatesse, die sich nur die reiche Oberschicht leisten konnte. In der Hildegard-Ernährung wird, wenn überhaupt, nur Vollkornweizenmehl verwendet. Ein weiterer Nachteil des Weizens ist sein hohes Allergiepotenzial.

Bei allen folgenden Rezepten beziehen sich die Mengenangaben, falls nicht anders angegeben, auf vier Personen.

Getreiderezepte

Habermus

8 Tassen Wasser
4 Tassen Dinkelschrot
4 Äpfel (in Stücke geschnitten)
4 Msp. Galgantpulver
4 Msp. Bertrampulver
8 Tl Honig
Zimt

Rühren Sie den Dinkelschrot in das kalte Wasser und lassen Sie das Ganze unter Rühren fünf Minuten vorsichtig aufkochen. Fügen Sie die Äpfel, die Gewürze und den Honig hinzu. Lassen Sie die Mischung bei kleiner Hitze zehn Minuten quellen, und streuen Sie vor dem Servieren etwas Zimt über das fertige Habermus.

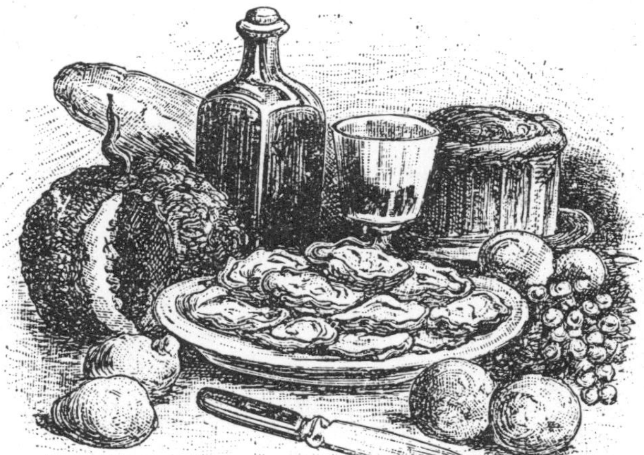

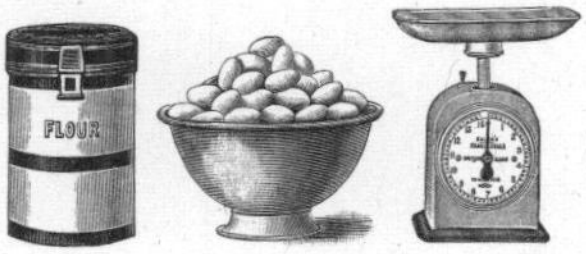

Brotsuppe mit Kräutern

9 Scheiben altes Dinkelbrot
30 g Butter
300 g Zwiebeln (in Streifen)
500 ml Weißwein
1 ½ l Rinderfond
Pfeffer
Salz
Muskatnuss (frisch gerieben) zum Würzen
½ Tl Galgantpulver
2 Bund Schnittlauch
1 Bund Petersilie (glatt)
1 Bund Kerbel
2 Eigelb
200 ml Sahne
3 Tomaten (entkernt, geviertelt)

Toasten Sie die Brotscheiben goldbraun. Zerlassen Sie die Butter in einem Topf und bräunen Sie die Zwiebeln darin an. Fügen Sie nun den Wein und den Fond hinzu und würzen Sie das Ganze mit Pfeffer, Salz und Muskatnuss und Galgant. Vierteln Sie die Brotscheiben, geben Sie sie in die Suppe und lassen Sie alles 15 Minuten köcheln. Schneiden Sie die Kräuter klein, geben Sie sie in die Suppe und lassen Sie die Mischung noch einmal zwei Minuten kochen.

Verquirlen Sie das Eigelb mit der Sahne, legieren Sie damit die Suppe und nehmen Sie den Topf vom Herd. Kurz vor dem Servieren geben Sie die Tomaten hinzu und lassen sie kurz in der Suppe aufwärmen.

Gemüse

Gemüse wird in der Hildegard-Ernährung sehr häufig verwendet, allerdings hatte Hildegard zur Rohkost eine ausgesprochen negative Einstellung, die heutzutage ernährungsphysiologisch nicht mehr haltbar ist. Sie war der Ansicht, rohes Gemüse und teilweise auch Obst könne nicht richtig verdaut werden, da es nicht zubereitet wurde. Allerdings reichte für sie als »Zubereiten« teilweise bereits das Beifügen von Kräutern aus.

Einen großen Teil der Gemüsesorten, die für uns heute selbstverständlich sind, kannte man zu Hildegards Lebzeiten noch gar nicht. Tomaten, Auberginen oder Paprika hielten erst später Einzug in die europäische Küche – trotzdem muss man auf sie aber auch im Rahmen der Hildegard-Ernährung nicht vollständig verzichten.

Bohnen

Dicke Bohnen waren im Mittelalter ein weit verbreitetes Nahrungsmittel, und Hildegard widmete ihnen in einem ihrer Werke gar ein ganzes Kapitel. Alle Bohnensorten sind sehr gute und gleichzeitig preiswerte Proteinquellen. Sie können, wenn sie zusammen mit Getreide verzehrt werden, durchaus eine Fleischmahlzeit ersetzen. Aufgrund ihrer komplexen Kohlehydrate machen Bohnen zudem lange satt.

Brennnesseln

Für die meisten von uns sind Brennnesseln nach wie vor Unkraut – ein höchst unangenehmes Unkraut noch dazu. Wer erinnert sich nicht an die schmerzhaften Erfahrungen, die man als Kind mit der Brennnessel gemacht hat? Damit tun wir ihr jedoch Unrecht. Schon Hildegard wusste um ihre

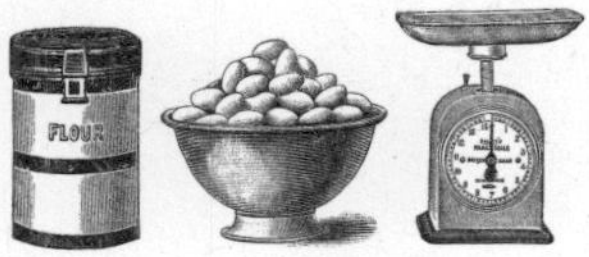

nützliche Wirkung, denn damals galt die Brennnessel als magenreinigend. Heute wissen wir, dass Brennnesseln reich an Vitaminen (vor allem Vitamin C), Mineralsalzen und Enzymen sind. Zudem entschlacken und entgiften sie den gesamten Organismus. In der Hildegard-Ernährung wird die Brennnessel gern als Salat oder als Spinat zubereitet, aber man kann auch leckere Suppen daraus kochen.

Edelkastanien (Maronen)

Die Edelkastanien waren im Mittelalter für viele einfache Menschen in Süddeutschland eines der wichtigsten Grundnahrungsmittel. In der Hildegard-Ernährung findet man Edelkastanien sowohl pur oder als Beilage, als Suppe oder auch als Creme. Sie sind reich an Vitaminen, besonders des B-Komplexes, und enthalten viele wertvolle Mineralien und Spurenelemente. Hierzulande findet man Maronen oder auch Maroni vor allem als geröstete Leckerei auf Weihnachtsmärkten.

Fenchel

Fenchel war für Hildegard sozusagen der König des Gemüses, der von allen Menschen oft und reichlich gegessen werden sollte und geradezu als Universalheilmittel gegen Magen-Darm-Erkrankungen galt. Da er von benediktinischen Mönchen nach Mitteleuropa gebracht worden war, wurde Fenchel anfangs nur in Klostergärten angebaut.

Fenchel ist reich an Vitamin A und C, an ätherischen Ölen, Mineralien und Spurenelementen. Aufgrund seiner entblähenden, krampflösenden Wirkung kommt er gerade bei der Behandlung von Kindern oft zum Einsatz.

Knoblauch

Knoblauch wurde von Hildegard sehr geschätzt und im Gegensatz zu den meisten anderen Gemüsesorten roh gegessen. Sie warnte sogar davor, ihn zu kochen, da er »beim Kochen fast wie verdorbener Wein« würde. Schon damals wusste Hildegard also um seine Heilwirkung, die heute wissenschaftlich bestätigt ist. Knoblauch wirkt vor allem fett- und cholesterinsenkend, und regelmäßiger Knoblauchkonsum hat positive Auswirkungen auf den Blutdruck.

Kohl

Obwohl Kohl ein im Mittelalter sehr häufig gegessenes Gemüse war, hielt Hildegard nicht viel davon, weil er ihrer Ansicht nach sehr schwer verdaulich war und somit nur Gesunden als Nahrungsmittel empfohlen werden konnte. Auch heutzutage wird Kohl in seinen verschiedenen Varianten noch gern gegessen, und inzwischen weiß man, dass z. B. Sauerkraut extrem viel Vitamin C enthält und deshalb sehr gesund ist – was Hildegard natürlich nicht bewusst war, da sie keine Vitamine kannte.

Meerrettich

Meerrettich wird in der modernen Hildegard-Ernährung aufgrund seiner natürlichen, antibiotischen Eigenschaften zur Vorbeugung grippaler Infekte sehr geschätzt.

Rettich

Auch den Rettich empfiehlt Hildegard roh, aber nur in Verbindung mit Kräutern und Gewürzen. Vor allem übergewichtige Menschen sollten Rettich essen, da er sie »ausheilt und von innen reinigt«.

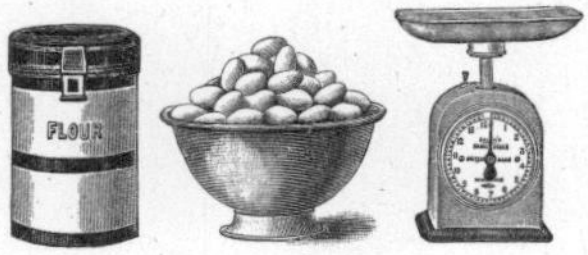

Rüben

Rüben in all ihren Ausprägungen, z. B. Karotten oder Kohlrüben, hatten bei Hildegard eher den Nutzen eines Magenfüllers, sonst aber keine große Bedeutung. Allerdings waren sie im Mittelalter ein weit verbreitetes Nahrungsmittel, gerade bei der ärmeren Bevölkerung. Heute weiß man, dass gerade Karotten reich an Vitaminen und Mineralien sind und somit einen durchaus wertvollen Beitrag zur gesunden Ernährung leisten.

Salat

Salat wurde von Hildegard als verdauungsförderndes Nahrungsmittel sehr geschätzt, allerdings sollte er immer in Kombination mit Dill oder Essig gegessen werden. Auch in der modernen Hildegard-Küche gilt grüner Salat als wertvoller Vitaminlieferant. Eine Mahlzeit, die aus gekochtem Dinkel und grünem Salat besteht, versorgt einen Menschen mit fast allen lebenswichtigen Vitaminen.

Sellerie

Sellerie wird seit dem Mittelalter in Mitteleuropa angebaut, galt aber schon in der Antike als wertvolles Gemüse, das vor allem die Nerven stärkt. Auch in der Volksmedizin hatte Sellerie eine große Bedeutung – hier allerdings als potenzsteigerndes Mittel. Roh sollte er laut Hildegard jedoch nicht gegessen werden: »Roh gegessen ist der Sellerie für den Menschen nicht bekömmlich, weil er üble Säfte in ihm bereitet.«

Zwiebeln

Unsere heutige Praktik, Zwiebeln z. B. roh im Salat zu essen, war für Hildegard gänzlich undenkbar, gekocht hielt sie Zwiebeln aber für ein wertvolles Gemüse, vor allem für Menschen, die unter Gicht oder Fieber litten. Auch heute noch kennt man die fiebersenkenden Eigenschaften der Zwiebeln. Zusätzlich wissen wir inzwischen aber, dass sie cholesterin- und blutdrucksenkend wirken und das Herz stärken.

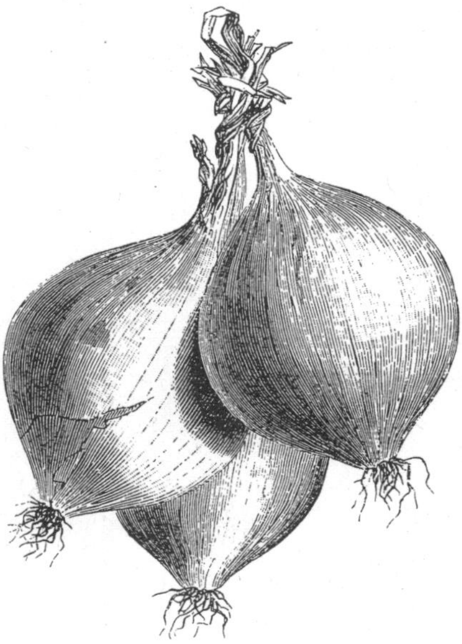

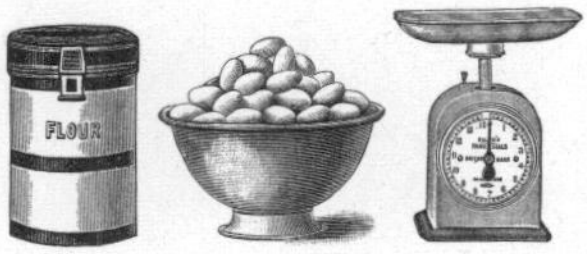

Gemüserezepte

Fenchelsalat

750 g Fenchel (kleinere Knollen)
125 ml trockener Weißwein
500 ml Wasser
1 Tl Rohrzucker
½ Bund Petersilie (glatt)
3 El Weinessig
4 El Sonnenblumenöl
1 Prise Salz
1 Prise Bertram
1 Prise Pfeffer und Fenchelgewürzmischung

Entfernen Sie die harten Stiele und das Kraut von den Fenchelknollen, heben Sie das Kraut aber auf. Waschen und halbieren Sie die Fenchelknollen. Lassen Sie den Wein zusammen mit dem Wasser, Salz und Zucker aufkochen. Anschließend legen Sie die Fenchelstücke hinein und garen sie halbweich (ca. 15 Minuten). Dann lassen Sie den Fenchel abtropfen und abkühlen. In der Zwischenzeit hacken Sie das Fenchelkraut und die Petersilie klein.
Schneiden Sie die halbierten Fenchelknollen jeweils in vier Streifen. Dann legen Sie die Fenchelstreifen auf eine tiefe Platte und richten sie mit Essig, Öl, den zerhackten Kräutern, Pfeffer und Gewürzen an.

Brennnesselsuppe

8 Hand voll Brennnesseln
750 ml Gemüsebrühe
2 Schalotten
1 Knoblauchzehe
2 El Butter
2 El Dinkelmehl
250 ml Milch
2 Kartoffeln
1 El Öl
Salz
Pfeffer
4 El Sauerrahm

Waschen Sie die Brennnesseln gründlich (Vergessen Sie aber nicht, sich mit Handschuhen zu schützen!) und lassen Sie sie in der Brühe sieben Minuten köcheln. Nun sind die Brennnesseln ungefährlich für Ihre Haut, und Sie können Sie beruhigt anfassen. Anschließend gießen Sie die Brennnesseln in ein Sieb und bewahren die Flüssigkeit auf. Schälen und würfeln Sie die Schalotten und den Knoblauch ganz fein und lassen Sie beides in der Butter glasig werden. Stäuben Sie das Mehl darüber, lassen Sie das Ganze kurz anschwitzen und fügen Sie dann die Milch unter Rühren hinzu. Geben Sie den Brennnesselsud hinzu und lassen Sie die Mischung 15 Minuten lang köcheln.
In der Zwischenzeit schälen und würfeln Sie die Kartoffeln und braten sie im Öl goldbraun an. Nun geben Sie die Brennnesseln wieder in die Suppe und pürieren das Ganze mit einem Pürierstab.
Zum Schluss wird die Suppe mit Salz und Pfeffer abgeschmeckt und mit dem Sauerrahm und den gebratenen Kartoffelwürfeln garniert.

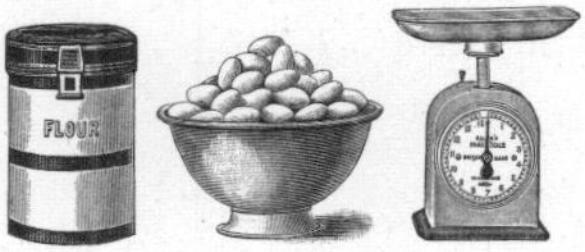

Obst

Früchte aller Art werden bereits seit Jahrtausenden in Gärten und auf Plantagen kultiviert. Die meisten Obstsorten, die bei uns ursprünglich nicht heimisch waren, gelangten mithilfe der Römer nach Mitteleuropa. Dort wurden sie anfangs nur in den Gärten der Reichen und in Klostergärten angebaut, erst später bekam das einfache Volk Zugang zu ihnen.

Äpfel

Äpfel machen in Deutschland gut 60 % des angebauten Obstes aus. Unumstritten ist der Apfel des Deutschen liebstes Obst – viele wissen aber nicht, dass auch der Apfel erst mit den Römern nach Germanien kam.

Auch bei Hildegard von Bingen war der Apfel beliebt, sollte roh jedoch hauptsächlich von gesunden Menschen verzehrt werden, während gekochte oder gebratene Äpfel sich auch für Kranke eigneten. Die Ausnahme von dieser Regel bildeten alte, runzelige Äpfel, die auch Kranken roh gut taten.

Heute weiß man, wie gesund und wertvoll Äpfel tatsächlich sind. Sie enthalten über 30 verschiedene Mineralien und Spurenelemente sowie viele Vitamine, von denen die meisten direkt unter der Schale sitzen. Äpfel sind zudem äußerst kalorienarm.

Birnen

Auch die Birnen gelangten erst durch die Römer in unsere Breitengrade. Allerdings waren die damaligen Birnen nicht mit den uns heute bekannten Früchten zu vergleichen, da Birnen im Mittelalter ausschließlich gedünstet oder gekocht gegessen wurden. Hildegard schrieb über sie: »Wer Birnen essen will, koche sie im Wasser oder dörre sie am Feuer.« Heute kennen wir nahezu 5.000 Birnensorten, von denen man fast alle roh essen kann. Sie sind reich an Vitamin B und Folsäure und haben einen besonders hohen Kaliumgehalt.

Datteln

Datteln waren durchaus schon zu Zeiten Hildegards bekannt. Allerdings handelte es sich um teure Importware, die sich der durchschnittliche Bauer im Mittelalter kaum leisten konnte. Datteln enthalten zwar viel Zucker, aber auch viele B-Vitamine, Eisen und Kalzium. Hildegard schätzte sie als stärkendes Nahrungsmittel und empfahl sie sowohl Gesunden als auch Kranken.

Hagebutten

Hagebutten werden von uns heute kaum noch als essbare Früchte wahrgenommen, dabei ist die Hagebutte, die für den Gebrauch in der Küche getrocknet und entkernt wird, eine wahre Vitamin-C-Bombe. Hildegard schätzte die Hagebutte aufgrund ihrer verdauungsfördernden Wirkung. Hagebutten schmecken hervorragend als Marmelade!

Kirschen

Von Steinobst hielt Hildegard grundsätzlich nicht viel, Kirschen »duldete« sie aber in der Ernährung, auch wenn sie ihnen für eine gesunde Lebensweise

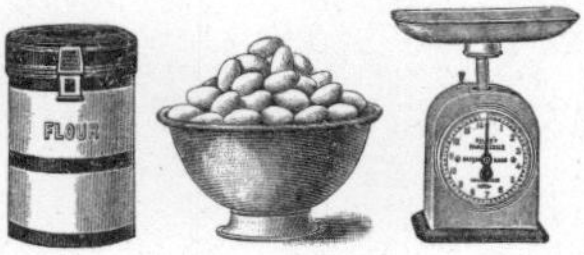

keine Bedeutung beimaß. Kirschen sind reich an Vitaminen und Mineralien und werden aufgrund ihrer Süße heute von den meisten Menschen gern gegessen.

Mispeln

Mispeln waren im Mittelalter eine der wichtigsten Obstsorten und durften in keinem Klostergarten fehlen. Die Früchte kann man sowohl roh als auch zu Marmelade verarbeitet essen. Auch Hildegard schätzte die Mispel, der sie eine blutreinigende Wirkung zusprach, sehr. Heute wissen wir, dass die Mispel den höchsten Vitamin-C-Gehalt aller Früchte hat, was sie ernährungsphysiologisch sehr wertvoll macht. Trotzdem kennt man sie als Frucht hierzulande kaum noch.

Quitten

Die Quitte war im Mittelalter eine sehr beliebte Obstsorte. Lustigerweise ist sie eine der wenigen Sorten, bei denen Hildegard den rohen Verzehr ausdrücklich befürwortete, während Quitten heutzutage ausschließlich gekocht oder anderweitig verarbeitet auf den Tisch kommen.

Zitrusfrüchte

Orangen und Zitronen waren zu Hildegards Lebzeiten durchaus bekannt, aber für die meisten Menschen völlig unerschwinglich. Hildegard lobte die Zitrusfrucht für ihren Wert bei der Bekämpfung von Erkältungskrankheiten.

Obstrezepte

Ofenquitten

4 Quitten
Zimt
Zucker
Schlagsahne

Halbieren Sie die Quitten und legen Sie sie auf ein mit Backpapier belegtes Backblech. Garen Sie die Quitten im Ofen bei 180 °C 30–50 Minuten.
Sie sind gar, wenn das Fruchtfleisch beim Nadeltest nachgibt. Schlagen Sie die Sahne steif. Entfernen Sie das Kerngehäuse, bestreuen Sie die Quittenhälften mit Zimt und Zucker und garnieren Sie das Ganze mit Schlagsahne.

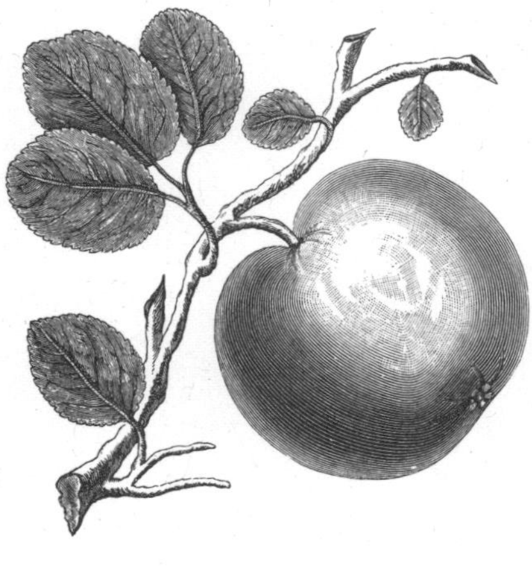

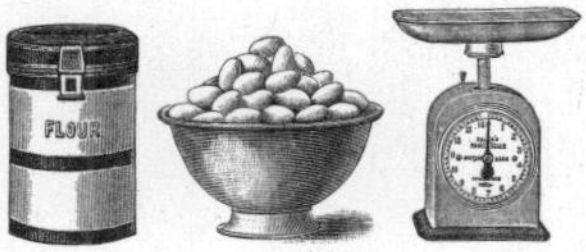

Birnenkompott

1 kg Birnen
250 ml Weißwein
1 El Rohrzucker
½ Zimtstange
1 Gewürznelke

Schälen, entkernen und vierteln Sie die Birnen. Setzen Sie die Früchte in kaltem Wasser auf und bringen Sie das Ganze zum Kochen. Wenn die Birnen weich sind, schütten Sie sie in ein Sieb und brausen sie kurz mit kaltem Wasser ab. Das Kochwasser wird weggeschüttet. Geben Sie den Weißwein, 250 ml Wasser, den Rohrzucker und die Gewürze in einen Topf, lassen Sie die Mischung erst kurz aufkochen und dann auf etwa 200 ml einkochen. Erwärmen Sie die Birnenstücke nochmals kurz in der Soße, richten Sie die Birnen dann auf Tellern an und übergießen Sie sie mit der restlichen Soße.

Fisch

Fisch ist in der Hildegard-Ernährung ein beliebtes Nahrungsmittel. Hildegard selbst hat sich ausführlich mit den Fischen an sich beschäftigt und unterteilte sie in drei Kategorien: Fische, die am Grund eines Gewässers leben, Fische, die in mittleren Tiefen leben, und Fische, die hauptsächlich in der Nähe der Wasseroberfläche schwimmen. Ideal für den menschlichen Verzehr geeignet sind für Hildegard nur die Fische der zweiten Kategorie, da sie sich von gesunden Pflanzen ernähren. Zu diesen Fischen zählt sie Barsch, Dorsch, Gold- und Rotbarsch, Hecht, Zander, Saibling, Wels, Äsche, Hering und Kabeljau. Gesunde Menschen können ihrer Ansicht nach außerdem Bachforelle, Karpfen, Blaufelchen und Lachs essen. Für völlig ungenießbar hielt sie Aal, Scholle, Salm und rohen Hering.

Fisch war im Mittelalter häufig Bestandteil einer Mahlzeit, da er auch an den vielen Fastentagen gegessen werden konnte. Viele Klöster unterhielten eigene Fischteiche, und das Angeln war – im Gegensatz zum Jagen – für jedermann erlaubt. Fisch bot daher eine willkommene Bereicherung des ansonsten zuweilen recht kargen Speiseplans. Auch heute ist der ernährungsphysiologische Wert von Fisch unumstritten.

Idealerweise sollte man mindestens einmal pro Woche Fisch essen, da Fisch viel hochwertiges, leicht verdauliches Eiweiß enthält. Zudem sind viele Fische reich an Omega-3-Fettsäuren, denen die moderne Ernährungswissenschaft heute wahre Wunderdinge nachsagt. In Regionen bzw. Ländern, in denen besonders viel Fisch gegessen wird, ist das Risiko, an Herz-Kreislauf-Erkrankungen zu leiden, deutlich geringer als in Gegenden, wo Fisch nur selten auf dem Speiseplan steht. Fisch ist in letzter Zeit durch zunehmende Schadstoffbelastung in Verruf gekommen – kaufen Sie am besten Bioware.

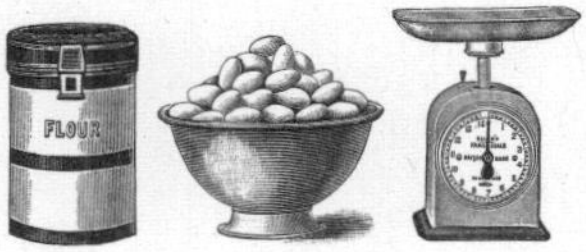

Fischrezepte

Folienforellen

4 mittelgroße Forellen
Salz
Zitronensaft
2 El Petersilie
2 Knoblauchzehen
1 Zitrone (unbehandelt)
2 El Ysop
2 El Quendel
2 El Galgant und Bertram
2 El Sonnenblumenöl

Spülen Sie die Forellen gründlich mit kaltem Wasser ab und tupfen Sie die Fische trocken. Würzen Sie sie innen und außen mit Zitronensaft und Salz.

Hacken Sie die Petersilie und schneiden Sie die Knoblauchzehe in feine Scheibchen. Die Zitrone schneiden Sie ebenfalls in Scheiben, die dann noch einmal geviertelt werden. Mischen Sie die Kräuter miteinander und füllen Sie damit die Forellen. Bestreichen Sie vier ausreichend große Stücke Alufolie mit dem Sonnenblumenöl und verpacken Sie die Forellen darin. Garen Sie die Fische bei 180 °C etwa 15 Minuten lang im Backofen.

Zander in Sesam-Mohn-Kruste

4 Zanderfilets
Zitronensaft
1 Prise Salz
1 Prise Galgant- und Bertrampulver
8 El Sesamsamen
4 El Mohnsamen
1 Tl grobes Meersalz
Butterschmalz

Waschen Sie die Zanderfilets sorgfältig und tupfen Sie sie ab. Reiben Sie die Filets mit Zitronensaft ein und würzen Sie sie mit Salz, Galgant und Bertram.
Vermischen Sie die Sesam- und Mohnsamen sowie das Meersalz gründlich miteinander, wälzen Sie die Filets darin und drücken Sie die Körner gut an. Braten Sie die Filets in Butterschmalz auf beiden Seiten goldbraun.

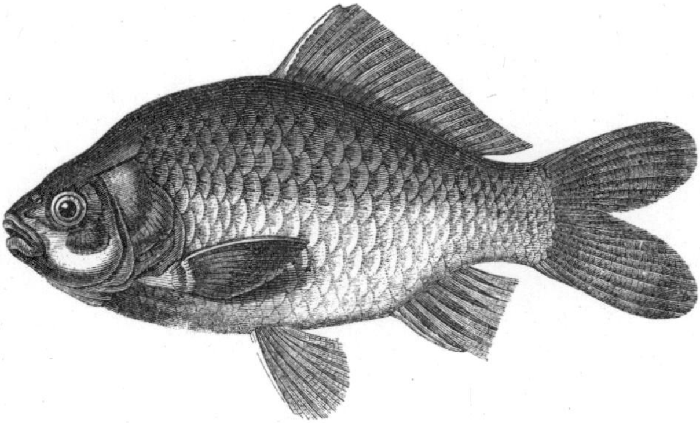

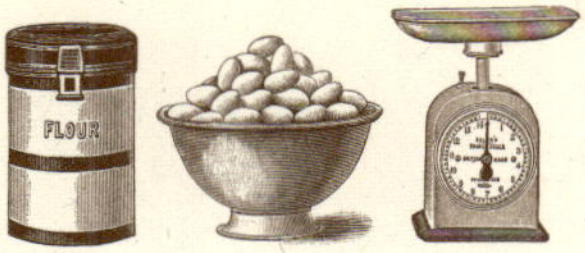

Fleisch und Geflügel

Fleisch ist in der Hildegard-Ernährung ein Nahrungsmittel, das eher sparsam verwendet wird. Hildegards Ansicht nach ist aber die Konstitution eines jeden Menschen ausschlaggebend dafür, welches Fleisch er gut verträgt und essen sollte und welches nicht. Gerade die bei uns heute am häufigsten verzehrten Fleischsorten Rind und Schwein hielt Hildegard aber für wenig geeignet.

Geflügel hat schon seit Jahrtausenden einen hohen Stellenwert in der Ernährung der meisten Kulturen – nicht nur als Fleischlieferant, sondern auch aufgrund seiner Eier und der Federn. Auch Hildegard beschäftigte sich in ihrem Werk *Physica* ausgiebig mit dem Geflügel.

Insgesamt kann man sagen, dass sich ein Großteil der Menschen in den Industrienationen viel zu fleischlastig ernährt. Fleisch ist heute ein Grundnahrungsmittel, das jederzeit preiswert zu haben ist. So ist der Fleischkonsum in teilweise astronomische Höhen geschnellt – und die Ergebnisse ließen dann auch nicht lange auf sich warten. Viele Menschen leiden heute unter den so genannten Zivilisationskrankheiten, bei denen die Herz-Kreislauf-Erkrankungen an allererster Stelle stehen, dicht gefolgt von Krankheiten wie Rheuma oder Krebs. Selbstverständlich ist die Ernährung nicht der einzige Faktor, der bei der Entstehung dieser Krankheiten eine Rolle spielt, ihr Beitrag ist jedoch keinesfalls zu leugnen. Durch den hohen Fleischkonsum übersäuert der Körper, da tierische Eiweiße im menschlichen Körper zu Harnsäure abgebaut werden. Da Fleisch zudem auch noch schwer verdaulich ist und somit lange in unserem Verdauungssystem verbleibt, belastet es dieses erheblich.

Ente

Hausenten waren Hildegards Ansicht nach nur für den Verzehr gesunder Menschen geeignet, da ihre Nahrung »unrein« war. Wildenten, die in natürlicher Umgebung lebten, waren für Gesunde und Kranke gleichermaßen geeignet. Grundsätzlich empfahl sie, Entenfleisch immer zu braten und nicht zu kochen.

Gans

Gänsefleisch war, wenn überhaupt, nur für gesunde Menschen geeignet, da es gemäß Hildegard im Menschen Schleim und Geschwüre erzeugte. Gänsefett sollte man auf keinen Fall verzehren, da es krank mache. Aus ernährungsphysiologischer Sicht hatte Hildegard mit diesen Erkenntnissen nicht Unrecht, da Gänsefleisch sehr fetthaltig ist. Hierzulande kommt Gänsebraten überwiegend in der Weihnachtszeit auf den Tisch.

Huhn

Huhn galt schon bei Hildegard als äußerst wertvolles Lebensmittel. Kranke Menschen sollten lieber gebratenes Hühnerfleisch essen, da es aus Hildegards Sicht leichter verdaulich ist als gekochtes. Besonders empfehlenswert ist Hühnerleber, da sie »gegen alle Krankheiten taugt, die den Menschen innerlich schädigen«. Huhn ist heute auch hierzulande die mit Abstand beliebteste Geflügelsorte.

Reh/Hirsch

Reh- und Hirschfleisch kamen, wie auch alle anderen Wildsorten, fast nur bei den Wohlhabenden auf den Tisch. Für Hildegard war dieses Fleisch aber sehr

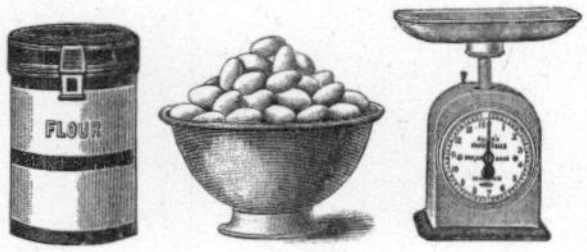

wertvoll und sowohl für Gesunde als auch für Kranke zu empfehlen. Wild ist insgesamt sehr nährstoffreich und enthält viele B-Vitamine und Mineralien. Meist ist es auch recht fettarm.

Rind

Rindfleisch war für Hildegard eine der am wenigsten für den Verzehr geeigneten Fleischsorten. Wollte man es aber dennoch essen, sollte man es zumindest über Nacht in Wasser einlegen, um den Schleim im Fleisch zu entfernen. Heutzutage weiß man, dass Rindfleisch große Mengen gesättigter Fettsäuren und Cholesterin enthält, gleichzeitig aber auch ein wichtiger Eisen- und Vitamin-B-Lieferant ist. Auch wenn Sie sich nach den Regeln Hildegards ernähren wollen, müssen Sie natürlich nicht völlig auf Rindfleisch verzichten. Sie sollten hier aber möglichst Biofleisch kaufen.

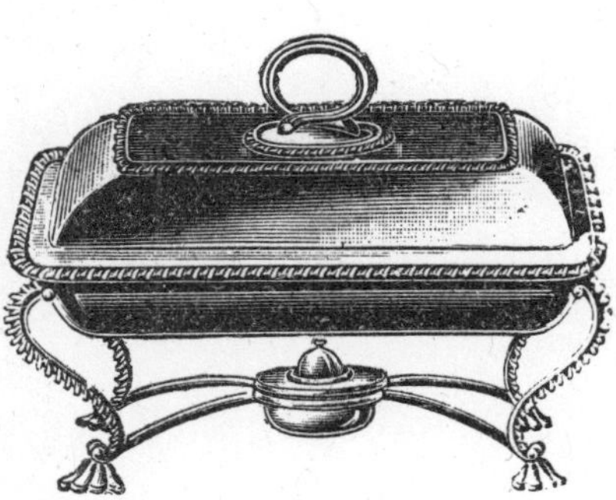

Schwein

Der Konsum von Schweinefleisch macht den Menschen Hildegards Ansicht nach krank, weshalb man vollkommen darauf verzichten sollte. Da Schweinefleisch aber sehr fett ist, kann es von Kranken zur Kräftigung kurzfristig genossen werden; sobald sie genesen sind, sollten sie wieder vom Schwein ablassen. Hierzulande ist das Schweinefleisch das beliebteste Fleisch überhaupt, und es ist häufig auch das billigste. Das angebotene Fleisch ist aber meist von minderer Qualität. Deshalb sollte man, wenn man unbedingt Schweinefleisch essen will, nur auf Biofleisch zurückgreifen.

Schaf/Lamm

Lammfleisch wurde von Hildegard sehr geschätzt, da es ihrer Meinung nach eine positive Wirkung bei allgemeiner Schwäche, Krampfadern und Bindegewebsschwäche hatte. Man sollte es jedoch nur in den Frühlings- und Sommermonaten verzehren. Ernährungsphysiologisch gesehen ist das Lammfleisch relativ wertvoll, das es viel Eiweiß, wenig Fett und reichlich Vitamine aus dem B-Komplex sowie Eisen enthält.

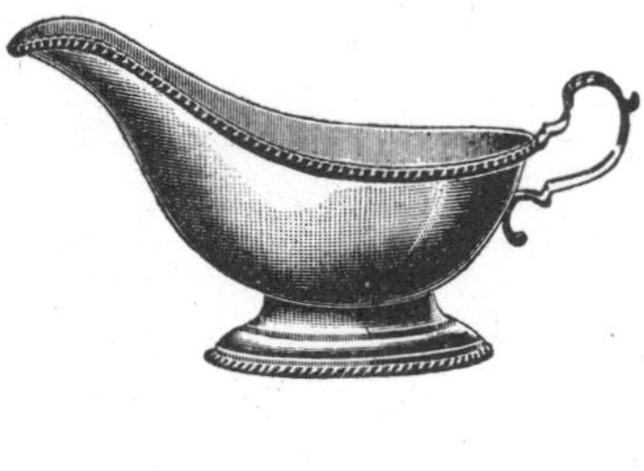

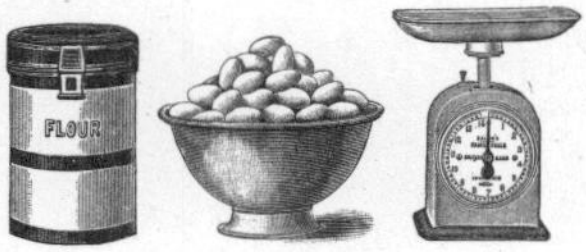

Wildschwein

Das Fleisch des Wildschweins wurde von Hildegard ebenfalls als sehr wertvoll eingestuft, da sich diese Tiere von gutem und gesundem Futter ernähren. Besonders hoch war ihrer Ansicht nach der Wert von Wildschweinen, die in Kastanienwäldern leben, da die Kastanie an sich ja bereits einen hohen Nährwert und viele heilende Eigenschaften hat.

Ziege

Ziegenfleisch war im Mittelalter eine beliebte und häufig gegessene Fleischsorte, während es heute hierzulande kaum noch auf den Tisch kommt. Auch Hildegard empfahl es, weil es »gestörte und beschädigte Eingeweide heilt und den Magen des Essers gesund und stark macht«.

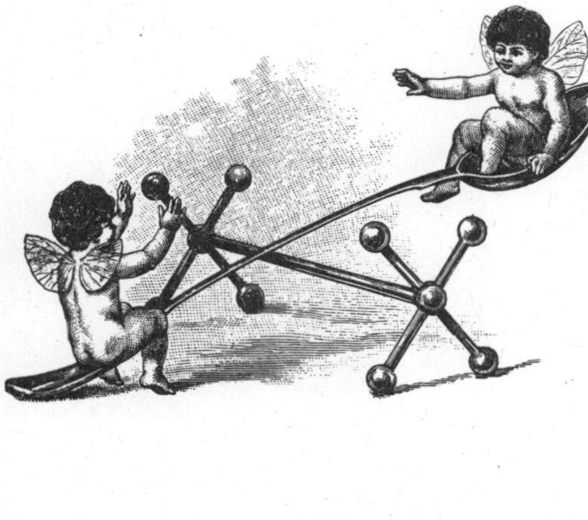

Fleischrezepte

Rehschnitzel

4 Rehschnitzel (je etwa 150 g)
Butterschmalz
1 Prise Galgant und Bertram

Für die Beize

250 ml Rotwein
1 El Rotweinessig
1 kleine Zwiebel (in Ringe geschnitten)
1 Knoblauchzehe
5 Pfefferkörner
3 Wacholderbeeren
einige Zitronenschalen

Für die Soße

100 ml Rotwein
nach Belieben Galgant, Bertram, Ysop und Quendel, Salz, Zimt

Stellen Sie aus Wein, Essig, Zwiebelringen, Knoblauch, Gewürzen und Zitronenschale eine Beize her, in der Sie die Rehschnitzel 24 Stunden einlegen. Wenden Sie die Schnitzel dabei mehrmals. Lassen Sie die Schnitzel abtropfen und würzen Sie sie mit Galgant und Bertram. Braten Sie das Fleisch bei milder Hitze im Butterschmalz von beiden Seiten an und stellen Sie es anschließend warm. Löschen Sie die Bratenflüssigkeit mit dem Rotwein ab und geben Sie nach Geschmack die Gewürze hinzu. Legen Sie die Schnitzel vor dem Servieren noch einmal kurz in die Soße.
Als Beilage passen Dinkelnudeln.

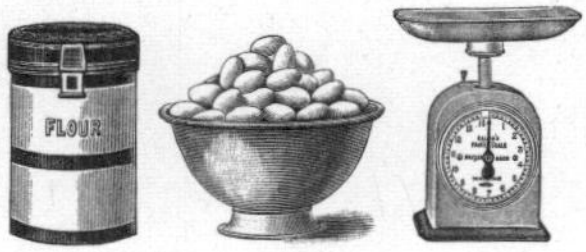

Lamm im Kräutermantel

4 Lammkoteletts
nach Belieben Galgant, Bertram und Quendel

Für die Paste

1 Tasse gehackte Kräuter
(z. B. Petersilie, Quendel, Ysop, Gundelrebe, Melde)
Sonnenblumenöl
2 Knoblauchzehen (gehackt)
2 Tl Salz
Bertram
Galgant

Legen Sie die Lammkoteletts in eine geölte Auflaufform und würzen Sie sie mit Galgant, Quendel und Bertram. Lassen Sie das Fleisch einige Minuten marinieren. Geben Sie in der Zwischenzeit die Kräuter für die Paste in einen Mixer und pürieren Sie alles zusammen mit dem Sonnenblumenöl, bis eine sämige Paste entsteht. Rühren Sie nun die gehackten Knoblauchzehen, das Salz und die Gewürze unter und bestreichen Sie die Lammkoteletts mit der Mischung. Überbacken Sie das Ganze im Ofen bei 180 °C etwa 15 Minuten lang.

Sonstiges

Milch- und Milchprodukte gelten in der Hildegard-Ernährung als wertvolle Nahrungsmittel, die aber nur in Maßen genossen werden sollen. Butter empfiehlt Hildegard für alle Menschen, da sie zur innerlichen Heilung beiträgt. Übergewichtigen rät sie aber, sich beim Butterkonsum einzuschränken, damit sie nicht noch dicker werden.

Eier enthalten viel leicht verdauliches Protein, aber auch sehr viel Fett. Zusätzlich sind sie wertvolle Vitaminlieferanten. Hildegard empfahl den Verzehr von Hühnereiern zwar, aber nur in Maßen und vorzugsweise weich gekocht, da hart gekochte Eier schwer verdaulich sind.

Wildkräuteromelette

4 Eier
12 El Dinkelmehl (fein)
800 ml Milch
Salz
Galgant

Für die Füllung

4 kleine Zwiebeln (fein gehackt)
1 El Butterschmalz
600 g gehackte Wildkräuter (z. B. Brennnessel, Löwenzahn, Minze, Wegerich, Melde, Kerbel)
Salz
Galgant
400 g Mozarella (gewürfelt)

Verquirlen Sie die Eier mit dem Dinkelmehl und der Milch und schmecken Sie die Mischung mit Salz und Galgant ab, bevor Sie alles eine halbe Stunde lang quellen lassen. Backen

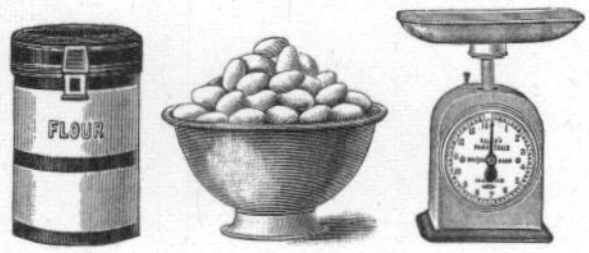

Sie anschließen vier Omelettes daraus. Rösten Sie die Zwiebeln im Butterschmalz goldgelb an, geben Sie die Kräutermischung hinzu und dünsten Sie das Ganze drei Minuten. Anschließend schmecken Sie die Füllung mit Salz und Galgant ab und füllen sie zusammen mit den Mozarellawürfeln in die Omelettes.

Grieß-Zauber

90 g Dinkelgrieß
250 ml Milch (kalt)
2 Eier
50 g Rohrzucker
Salz
1 El Zitronensaft
1 Tl Zitronenschale (unbehandelt)
2 Msp. Safran
Zucker
Früchte der Saison

Rühren Sie den Grieß in die kalte Milch, kochen Sie die Masse unter ständigem Rühren auf und lassen Sie sie dann auf der ausgeschalteten Herdplatte fünf Minuten quellen. Trennen Sie die beiden Eier und schlagen Sie die Eiweiße steif. Heben Sie den Rohrzucker, eine Prise Salz, den Zitronensaft, die Zitronenschale, den Safran und die Eidotter unter die Grießmasse. Ziehen Sie die Eiweiße unter die Grießmasse und lassen Sie das Ganze anschließend noch einmal kurz aufkochen. Dann spülen Sie eine Schale kalt aus, streuen sie mit Zucker aus und geben den Grießbrei hinein. Stellen Sie den Grießbrei mindestens zwei Stunden kalt, bevor Sie in auf eine Platte stürzen und mit Früchten der Saison garniert servieren.

Rezeptregister